U0145322

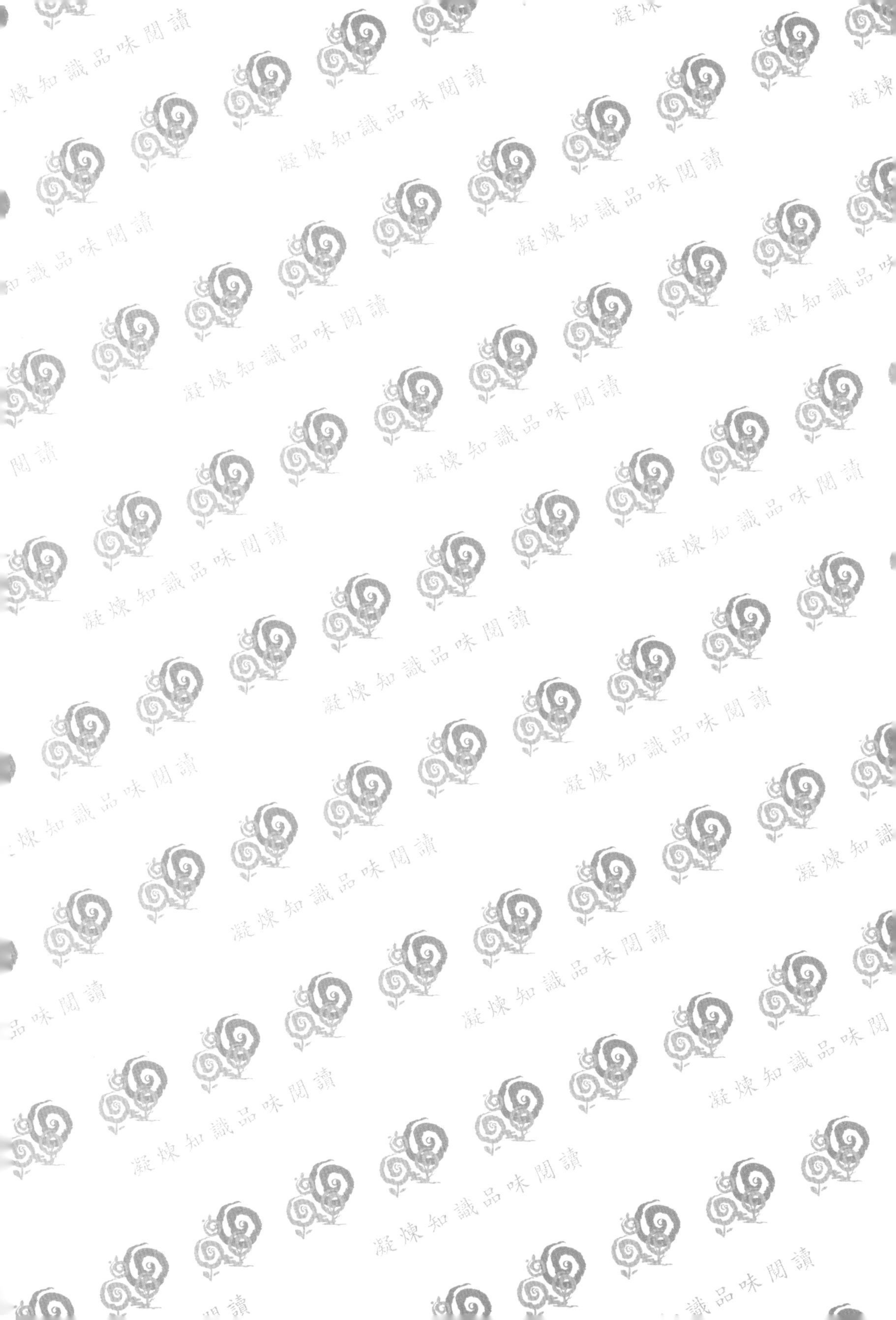

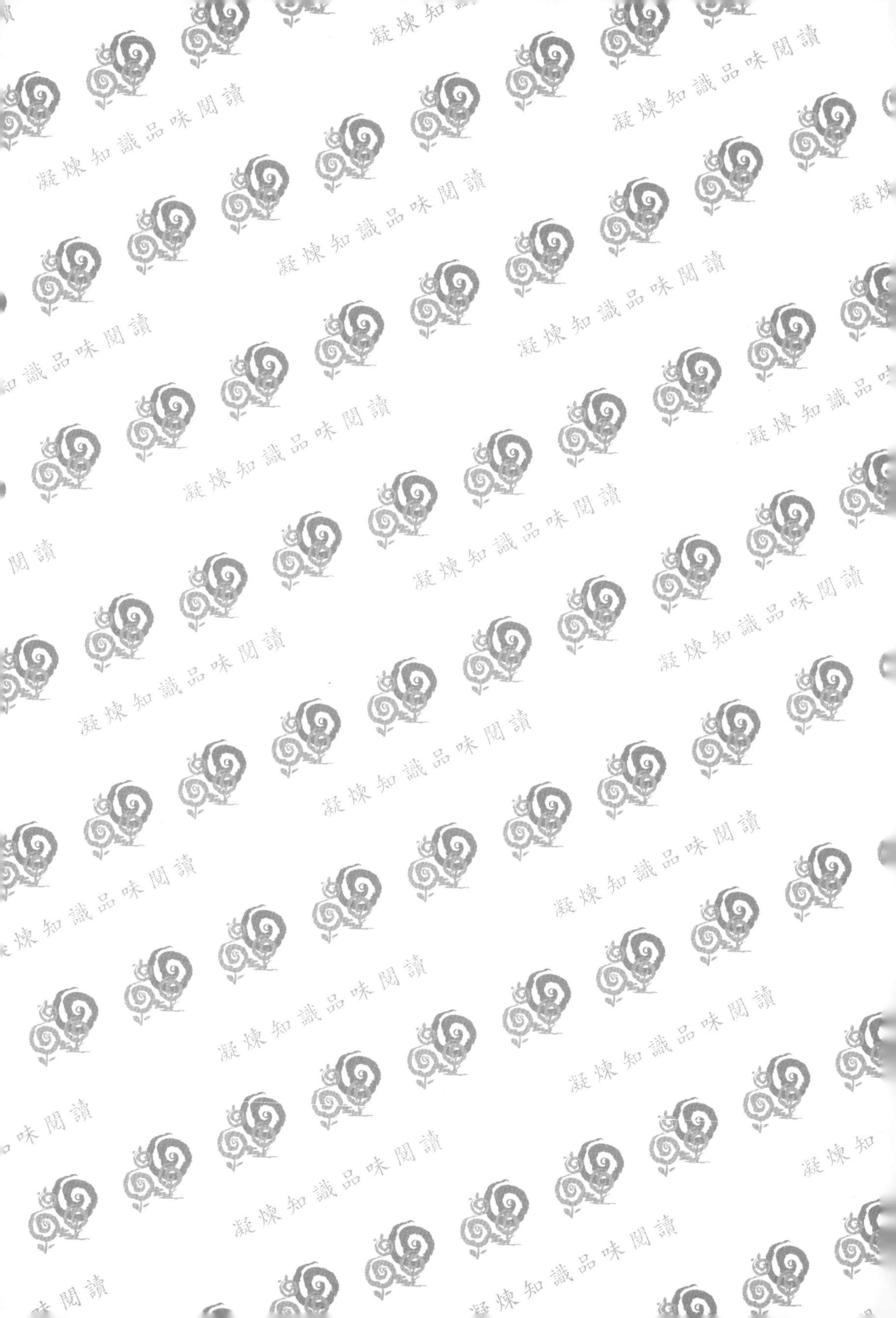

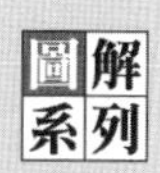

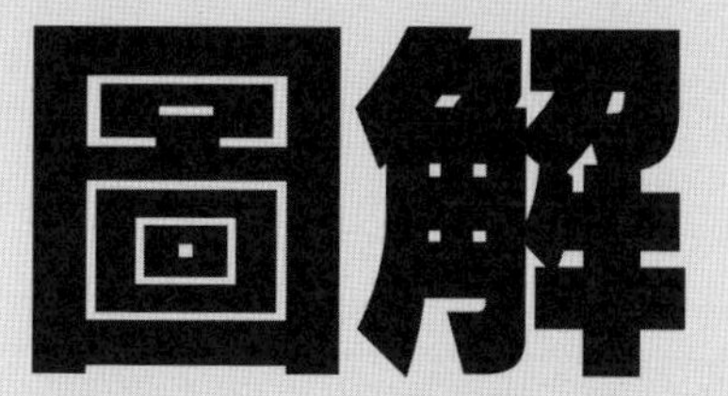

五南圖書出版公司 印行

大絡診治

閱讀文字

理解內容

觀看圖表

臨床發揮

圖解讓
大絡診治
更簡單

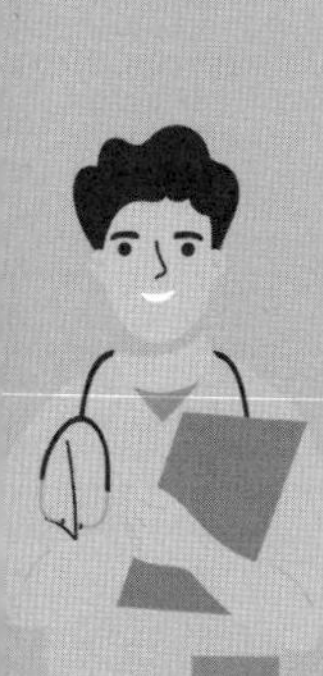

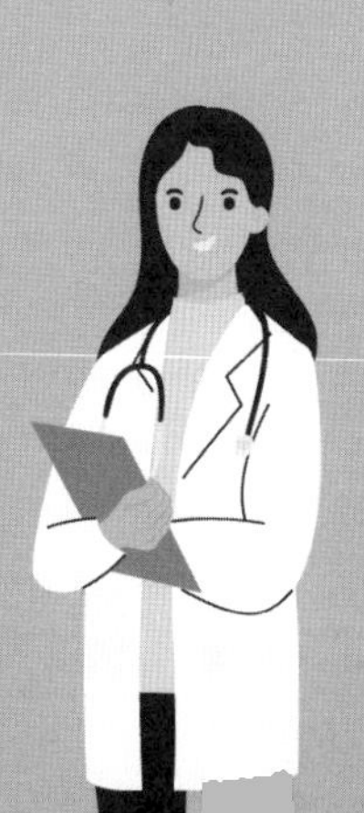

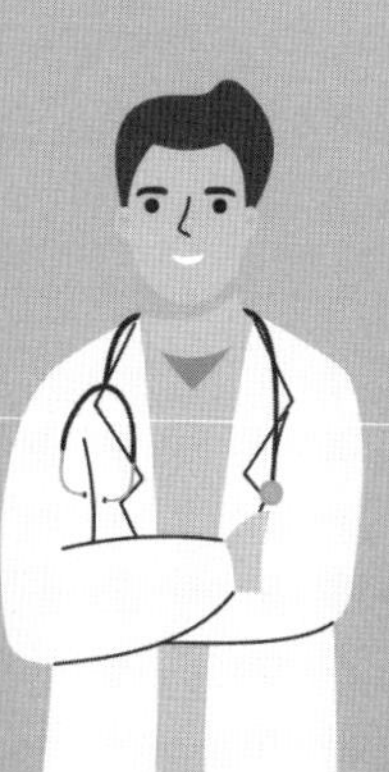

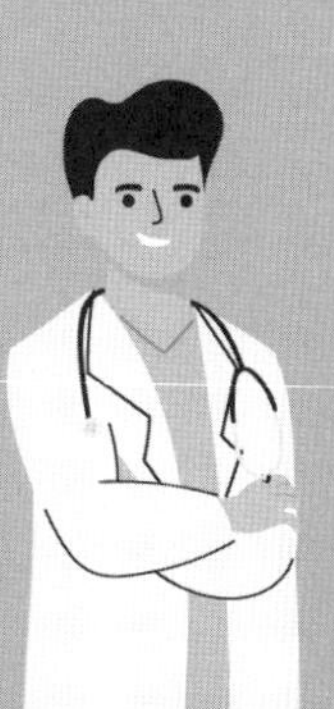

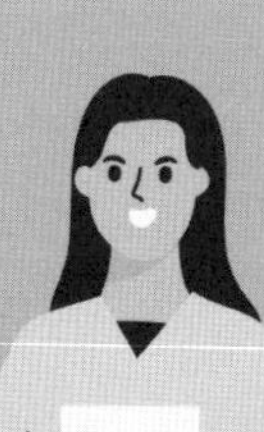

推薦序

推薦序

二年前在偶然的機會下拜讀李家雄老師所著之《圖解中醫診斷學》，書中內容包含中醫之望、聞、問、切四診的診斷重點以及辨證論治的八綱及六經辨證。文中也引用西醫的診斷方法及理論，還有許多《黃帝內經》關於色脈、經脈診治的條文。更重要的是全書主軸是以「衷中參西」爲導向，是很符合現代中醫師臨床使用的一本中醫診斷學學習書。

特別在書中僅二頁提到的「大絡診斷法」，吸引我向李家雄老師請益。家雄老師說這是他臨床看病的看家本領，也爲我介紹所謂「大絡診治」的原由。我喜出望外的央請老師是否能夠爲我中華經絡美容醫學會的學習課程開課，他也欣然答應。授課中老師不藏私的將其看病的臨床技能傳授給學員，讓我們明白大絡診治是多麼實用又有效的診斷及治療的方法。

源於《黃帝內經》之〈熱病篇〉等共十篇有出現關於大絡的敘述，這些論述啓示了家雄老師找出藉由大絡來診斷疾病及治療病症的方法，即是現今的大作：《圖解大絡診治》。

《圖解大絡診治》的內容遵循衷中參西的方式來撰寫，可以增加我們現代中醫師在面對臨床的問題時能夠中、西參合，完全用中醫針、藥並用的方式來治療，臨床效果非常出色。老師在書中列舉非常多的實際案例，將理、法、針、藥都敘述詳盡，讓讀者能夠更清楚理論和實際應用的實況，著實是一本非常難得的臨床實用書。

家雄老師師承馬光亞大國醫，潛心研究《黃帝內經》，是國內少數精研內經並深入應用於臨床的內經大家。家雄老師爲將所學傳承給後輩的我們，無藏私的把畢生所學及心得盡情表現在著作之中。

在此向大家推薦家雄老師大作：《圖解大絡診治》，相信一定能提升臨床技術達到更好的治病效果，以造福病人。

方志男 謹誌
中華經絡美容醫學會理事長

前言

前言

1986年出版的《大絡診治》是我早年臨床經驗的成果報告。當時，專治跌打損傷，治療模式大抵是以針刺大絡與放血，搭配藥方。臨床上，找到觸按或針刺最痛的「大絡」，尋覓腳部爲主的血絡放血；總是會看到立竿見影之效。

跆拳道的教練與選手們，都覺得很有趣，用來也很有效，甚至，連我祖母與母親在世時，她們在外與友人相處，幫友人用大絡診治，救急止痛，時而可聞，也因此才能達到《大絡診治》出書的成果；自覺「大絡診治」無異是《內經》一門獨特的診治法，我也視之爲理所當然。

方志男理事長看《圖解中醫診斷學》後，回饋一句：「大絡診治只有兩頁。」驚醒夢中人，因我常常告訴友人《圖解中醫診斷學》單單望診心臟就有八頁。然而可施之臨床，且療效著見的大絡診斷與治療，卻僅只寥寥兩頁，實在有所缺憾。告訴自己，勢必要將三、四十年來的臨床「大絡診治」經驗訴諸文字，是以有此書的完成。

我教學時，常說：「左太陽大絡很陷或很痛」，不是嚴重的感冒風寒與「頭痛」，就是肢體傷損「疼痛」，有血絡可以放血，諸多「疼與痛」的通關密語，大絡診治就漸漸成爲了我內科診治的要器，尤其是偶爾受邀出診，特別是在加護病房生死一線間。雖然十之六七回天乏術，但是只要稍有助益，心裏滿溢之感念，無可言喻！

2012年五南王副總編輯和我簽約中醫師國家考試參考的圖解系列十本，2022年再簽約四本新書《圖解大絡診治》、《圖解顏面診治》、《圖解天牖診治》和《圖解血絡診治》；《圖解大絡診治》是以《大絡診治》爲藍圖，融合中西醫理論基礎及解剖學等概念，加上多年來的臨床經驗，整合成書。

我十分感恩「五南團隊」給予這樣的機會，《圖解大絡診治》是我從傷科轉全科的驗證，希望傳承久久遠遠！

CONTENTS 目錄

推薦序 …… iii

前言 …… v

導讀 …… ix

第一章　從《內經》認識大絡

1-1　胃之大絡「虛里」、脾之大絡「大包」 …… 2
1-2　少陰之大絡出於「氣街」 …… 4
1-3　「氣之大絡」與「經隧」 …… 6
1-4　邪客大絡者，命曰「繆刺」 …… 8
1-5　「切循」其下之六經 …… 10
1-6　三焦病者為「脹」 …… 12
1-7　小腹痛腫邪在三焦 …… 14
1-8　狂而妄見妄聞妄言 …… 16
1-9　睹其色與視其目色 …… 18
1-10 有一脈生數十病者 …… 20
1-11 腸中不便取三里，盛瀉虛補 …… 22
1-12 大絡出溜注過行入 …… 24
1-13 憤䐜肩息，大氣逆上，喘不得息 …… 26
1-14 十二經者盛絡皆當取之 …… 28
1-15 灸刺之深刺與淺刺 …… 30
1-16 十二經脈之井滎輸原經合穴 …… 32
1-17 愁憂恐懼傷心，形寒寒飲傷肺 …… 34
1-18 腰脊大關節，肢脛管以趨翔 …… 36
1-19 陰氣不足內熱，陽氣有餘外熱 …… 38
1-20 振埃、發矇、去爪、徹衣、解惑 …… 40
1-21 臨床入門 …… 42

第二章　頭肩頸腰背痛與三陽大絡

2-1　衝頭痛之頭痛 …… 46

2-2 頭項脊痛善恐與骨厥 …… 48
2-3 厥頭痛面若腫起而煩心 …… 50
2-4 厥頭痛貞貞頭重而痛 …… 52
2-5 厥頭痛意善忘按之不得 …… 54
2-6 厥頭痛項先痛腰脊為應 …… 56
2-7 厥頭痛甚耳前後脈湧有熱 …… 58
2-8 頭脈痛心悲善泣 …… 60
2-9 頭痛不可取於腧者 …… 62
2-10 頭痛不可刺者大痺為惡 …… 64
2-11 真頭痛甚腦盡痛 …… 66
2-12 腰痛引項脊尻背如重狀 …… 68
2-13 腰痛引脊內廉、如張弓弩弦 …… 70
2-14 腰痛如小錘居其中 …… 72
2-15 腰痛不可以俛仰 …… 74
2-16 腰痛熱甚生煩、腰下如有橫木 …… 76
2-17 腰痛至頭几几然目𥉂𥉂然 …… 78
2-18 腰痛如引帶、便難、腹滿、控眇 …… 80

第三章　臀骶肢節痛與三陽大絡

3-1 臀部疼痛與骶椎 …… 84
3-2 項背疼痛與豎脊肌 …… 86
3-3 天牖五部與三陽大絡 …… 88
3-4 類風濕性關節炎與三陽大絡 …… 90
3-5 腳踝傷與三陽大絡 …… 92
3-6 七節頸椎診與三陽大絡 …… 94
3-7 腎俞、腎街、腎行之水病 …… 96
3-8 三消與三陽大絡 …… 98
3-9 五十肩與三陽大絡 …… 100
3-10 媽媽手與三陽大絡 …… 102
3-11 肝腎虧損與三陽大絡 …… 104
3-12 肢節痛與血絡及大絡 …… 106
3-13 經脈入臟腑與大絡 …… 108
3-14 三門穴與大絡 …… 110

CONTENTS 目錄

3-15 斜方肌、背闊肌與大絡 …… 112
3-16 經脈循行路線與足三陽大絡 …… 114
3-17 動氣針法與大絡 …… 116

第四章 病例

4-1 眼癌 …… 120
4-2 腦血管病變 …… 122
4-3 重症肌無力 …… 124
4-4 自體免疫性腦膜炎 …… 126
4-5 多囊性卵巢症候群 …… 128
4-6 EB 病毒 …… 130
4-7 腦脊椎神經多發性腫瘤 …… 132
4-8 完全閉鎖症候群 …… 134
4-9 SLE 與「進行性多灶性白質腦病」 …… 136
4-10 男性紅斑性狼瘡 …… 138
4-11 二十年紅斑性狼瘡 …… 140
4-12 紅斑性狼瘡與內臟囊腫 …… 142
4-13 IgG4 相關性疾病 …… 144
4-14 不孕症調養 …… 146
4-15 工作過勞 …… 148
4-16 過勞文明病 …… 150
4-17 焦慮易怒情緒失控 …… 152
4-18 偏頭痛 …… 154
4-19 頭痛兼腹痛 …… 156
4-20 腰痛與失眠 …… 158

導讀

常識就是要長期背誦，強化記憶成知識，養生術的門徑是人體，人體的經脈穴道與肌肉關節交流合作關係達成共識，養生術就會得心應手。「大絡」記載在《內經》一百六十二篇的十篇中，《圖解大絡診治》以此爲緣起，以手六經脈爲途徑，並就手六經脈之穴道，共九十一穴爲主軸，其中的三十穴與手腕息息相繫爲經。

「橈側屈腕肌」分別牽繫著肺經脈孔最穴、列缺穴、經渠穴、「太淵穴」、魚際穴，內收拇肌從橫頭第三掌骨掌側面，與斜頭以頭狀骨爲中心的掌骨，到第二、三掌骨底掌側。「屈腕行動」肌肉，橈側屈腕肌以食指舟狀骨太淵穴區「孔列經太魚」爲基底，反應著橈神經、橈動脈及肺經脈功能狀況。

「橈側伸腕肌」牽繫著大腸經脈「三合陽偏溫」。三間穴、合谷穴、「陽溪穴」、偏歷穴、溫溜穴，腕關節的第二列腕骨的大菱形骨與第一掌骨，小菱形骨與第二掌骨，頭狀骨與第三掌骨，伸腕肌群淺層，橈側伸腕長肌從肱骨外上髁起始，終止於第二掌骨底面；橈側伸腕短肌從肱骨外上髁起始，終止於第三掌骨底背面；第二掌骨與第三掌骨間爲「大絡診治」陽明大絡，診治消化能力和自律神經系統。手腕的關節的主要掌中肌肉群，大拇指的內收拇肌，橫頭往內附著於第三根掌骨；斜頭往內上方附著於第二及第三根掌骨（勞宮穴）與鄰近的腕骨。第一、二背側骨間肌，是從食指、中指橈側，爲陽明大絡。第一背側骨間肌有食指的內在肌群，從拇指掌骨開始固定食指，與拇指內轉肌和拇指內側肌群，負責拇指內轉與外旋的動作。

「掌長肌」從肱骨內側上踝，到掌腱膜（勞宮穴區），掌心部筋膜增厚爲掌腱膜，其近側端續於掌長肌腱，遠側端分成四束，分別至第二～五指，與手指纖維鞘相續；牽繫著心包經脈「郄間內大勞」：郄門、間使、內關、「大陵」、勞宮。

「第三、四背側骨間肌」是從中指、無名指尺側，進入伸指肌腱機構，主要是伸展指節間關節；牽繫著三焦經脈「中陽外支會」：中渚、「陽池」、外關、支溝、會宗。第三掌骨與四掌骨的掌背縫是「大絡診治」少陽大絡，診治肝膽和精神狀態。第三、四背側骨間肌，是從中指、無名指尺側，進入伸指肌腱機構，主要是伸展指節間關節。

「尺側屈腕肌」牽繫著心經脈「靈通陰神少」：靈道、通里、陰郄、「神門」、少府。尺側屈腕肌以小指豌豆骨神門穴區「靈通陰神少」為基底，反應尺神經、尺動脈及心經脈功能。尺側的豌豆骨、鈎狀骨和第五指骨，透過外展小指肌、尺側伸腕肌群、尺側屈腕肌群，牽繫著心經脈與循環系統的運作。

「尺側伸腕肌」牽繫著小腸經脈「前後腕陽養」：前谷、後溪、腕骨、「陽谷」、養老。第四掌骨與五掌骨的掌背縫是「大絡診治」太陽大絡，診治脊椎和周圍神經系統。腕關節的第二列腕骨的鉤狀骨與第四、五掌骨等對應的關節面，伴著掌側間關節韌帶、背側間關節韌帶和結合掌骨基部間的韌帶。

《圖解大絡診治》經脈穴道以手六經脈為主軸，共九十一穴，其中三十穴與手腕相繫，為經；上肢有三十五塊肌肉，其中二十六條肌肉連接手腕，為緯。

其歌訣背誦大法，日久生巧，巧奪天工，妙不可言。

1. 手太陰肺經歌訣「中雲天俠，尺孔列，經太魚少」十一穴：中府、雲門、天府、俠白、尺澤、孔最、列缺、經渠、太淵、魚際、少商等。
2. 手陽明大腸經歌訣「商二三合陽，偏溫下上三，曲肘五臂肩，巨天扶禾迎」二十穴：商陽、二間、三間、合谷、陽溪、偏歷、溫溜、下廉、上廉、手三里、曲池、肘髎、五里、臂臑、肩髃、巨骨、天鼎、扶突、禾髎、迎香。
3. 手少陰心經歌訣「極青少，靈通陰，神少少」九穴：極泉、青靈、少海、靈道、通里、陰郄、神門、少府與少衝等。
4. 手太陽小腸經歌訣「少前後腕陽養支，小肩臑天秉曲肩，肩天天顴聽」十九穴：少澤、前谷、後溪、腕骨、陽谷、養老、支正、小海、肩貞、臑俞、天宗、秉風、曲垣、肩外俞、肩中俞、天窗、天容、顴髎與聽宮。
5. 手厥陰心包經歌訣「天天曲、郄間內、大勞中」共九穴：天池、天泉、曲澤、郄門、間使、內關、大陵、勞宮、中衝等。
6. 手少陽三焦經歌訣「關液中陽外支會、三四天清消臑肩、天天翳瘈顱角耳和絲」二十三穴：關衝、液門、中渚、陽池、外關、支溝、會宗、三陽、四瀆、天井、清冷淵、消濼、臑會、肩髎、天髎、天牖、翳風、瘈脈、顱息、角孫、耳門、和髎、絲竹空。

相關手部肌群：

1.「上臂」：「喙」肱肌、「肱」二頭肌、「肱」肌、「肱」三頭肌。
2.「前臂手背」淺層：「肱」「橈」肌、「橈」側伸腕長肌、「橈」側伸腕短肌、「伸」指（總）肌、「伸」小指肌、「尺」側「伸」腕肌、「肘」肌。
3.「前臂手背」深層：「旋」後肌、「外」展拇長肌、「伸」拇短肌、「伸」拇長肌、「伸」食指肌。

4.「前臂手掌」淺層：「旋」前圓肌、「橈」側腕屈肌、「掌」長肌、「尺」側腕屈肌、「屈」指淺肌。

5.「前臂手掌」深層：「屈」指深肌、「屈」拇長肌、「旋」前方肌。

6.「手部淺」層：「外」展拇短肌、「掌」短肌、「外」展小指肌。

7.「手部中」層：「屈」拇短肌（淺層）、「小」指對掌肌、「蚓」狀肌（淺層）、「蚓」狀肌（深層）。

8.「手部深」層：「拇」指對掌肌、「屈」拇短肌（深層）、「內」收拇肌、「掌」側骨間肌、「背」側骨間肌。

腕關節的第二列腕骨的大菱形骨與第一掌骨，小菱形骨與第二掌骨，頭狀骨與第三掌骨，鈎狀骨與第四、五掌骨等對應的關節面，伴有掌側間關節韌帶、背側間關節韌帶和結合掌骨基部間的韌帶。

背側骨間肌有四條：

1. 第一、二背側骨間肌，是從食指、中指橈側，第一背側骨間肌有食指的內在肌，從拇指掌骨開始固定食指，與拇指內轉肌和拇指內側肌群，負責拇指內轉與外旋的動作。

2. 第三、四背側骨間肌，是從中指、無名指尺側，進入伸指肌腱機構，主要是伸展指節間關節。大絡的診治系統都牽繫在背側骨間肌裏。

3. 掌側骨間肌，第二掌骨尺掌側，第四、五掌骨尺橈側等，食指從尺側起始，無名指與小指從橈側起始，進入伸指肌腱組織，與背側骨間肌一樣功能，伸展指節間關節。第二掌骨與第三掌骨的掌背縫是陽明大絡，第三掌骨與四掌骨的掌背縫是少陽大絡，第四掌骨與五掌骨的掌背縫是太陽大絡。

【看清楚】骨間肌爲四條的手背骨間肌及三條的手掌骨間肌。細長的蚓狀肌共有四條，附著於屈指深肌的肌腱。屈指淺肌肌腱走在淺層，到手指處會形成分岔，讓屈指深肌的肌腱從中穿過。

【說明白】手腕的關節的主要掌中肌肉群，大拇指的內收拇肌，横頭往內附著於第三根掌骨；斜頭往內上方附著於第二及第三根掌骨（勞宮穴）與鄰近的腕骨。

第 1 章
從《內經》認識大絡

1-1 胃之大絡「虛里」、脾之大絡「大包」
1-2 少陰之大絡出於「氣街」
1-3 「氣之大絡」與「經隧」
1-4 邪客大絡者，命曰「繆刺」
1-5 「切循」其下之六經
1-6 三焦病者為「脹」
1-7 小腹痛腫邪在三焦
1-8 狂而妄見妄聞妄言
1-9 睹其色與視其目色
1-10 有一脈生數十病者
1-11 腸中不便取三里，盛瀉虛補
1-12 大絡出溜注過行入
1-13 憤䐜肩息，大氣逆上，喘不得息
1-14 十二經者盛絡皆當取之
1-15 灸刺之深刺與淺刺
1-16 十二經脈之井滎輸原經合穴
1-17 愁憂恐懼傷心，形寒寒飲傷肺
1-18 腰脊大關節，肢脛管以趨翔
1-19 陰氣不足內熱，陽氣有餘外熱
1-20 振埃、發矇、去爪、徹衣、解惑
1-21 臨床入門

1-1 胃之大絡「虛里」、脾之大絡「大包」

《內經．平人氣象論》：「胃之大絡，名曰『虛里』，貫鬲絡肺，出於左乳下，其動應衣，脈宗氣也。盛喘數絕者，則病在中；結而橫，有積矣；絕不至曰死。乳之下其動應衣，宗氣泄也。」此病狀常出現在身心過勞者身上。虛里位於左乳下心尖博動之處，是宗氣的表現。

〈平人氣象論〉：「尺脈緩濇，謂之解㑊。臂多青脈或安臥脈盛，謂之脫血。脈尺麤常熱者，謂之熱中。尺濇脈滑，謂之多汗。尺寒脈細，謂之後泄。」解㑊爲「懈惰」或「懈怠」，睏倦無力、懶得說話、抑鬱不歡的症狀。以上病狀常出現在生活作息漫無章法的族群身上。

〈平人氣象論〉：「平人之常氣稟於胃，胃者，平人之常氣也，人無胃氣曰逆，逆者死。」所謂無胃氣者，但得眞藏脈不得胃氣也。壯實病人的死脈，多見脈「肝不弦腎不石也」；即死前數日，脈常會出現「死肝脈」來急益勁，如新張弓弦，曰肝死。「死腎脈」來發如奪索，辟辟如彈石，曰腎死。常出現在活得不如死的族群身上。

《內經．經脈》：「脾之大絡，名曰『大包』，出淵腋下三寸，布胸脇。實則身盡痛，虛則百節盡皆縱，此脈若羅絡之血者，皆取之脾之大絡脈也。」大包穴區在右側腋下第七肋縫的青色「靜脈」，看大包穴周圍的穴群與肌肉群，前鋸肌爲主，由肋間內肌、肋間外肌、胸大肌、腹外斜肌和腰方肌等恭臨其會。

「若羅絡之血」即紅色「淋巴管」，含括淵腋穴，在腋窩極泉穴下三寸，天池穴在乳頭外一寸，天溪穴在淵腋穴與天池穴之間，章門穴在第十一肋尖，京門穴在第十二肋尖等穴群；「若前絡之血者，皆取之脾之大絡脈」與「脈之見者，皆絡脈，諸絡肌皆不能經大節之間，必行絕道而出入，後合於皮中，其會皆見於外。故諸刺絡脈者，必刺其結上，甚血者雖無結，急取之以寫其邪，而出其血，留之發爲痺也。」

十五絡脈中，足三陰經及「脾之大絡」，用於治療慢性病及自體免疫性疾病，頗具奇效。

小博士解說

脾臟位於腹腔左上方，左側第 9 至 11 肋骨間。具有免疫、造血、清理老化紅血球等功能。衰老以及病態的紅血球其構造會失去彈性，無法穿越脾臟組織的縫隙，進而被巨噬細胞清除，其內的鐵質進行再生利用。人體胚胎發育早期，脾臟亦有造血的功能，發育成熟後由骨髓取代，當身體大量失血或者骨髓功能發生異常時，脾臟可再度進行造血。

虛里位於左乳下心尖博動處

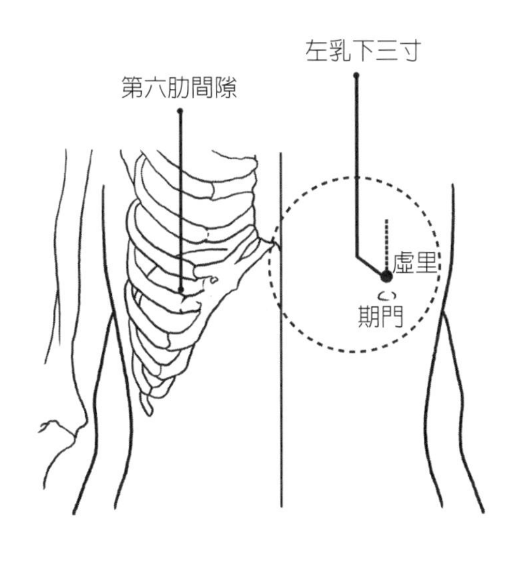

大包穴出淵腋下三寸

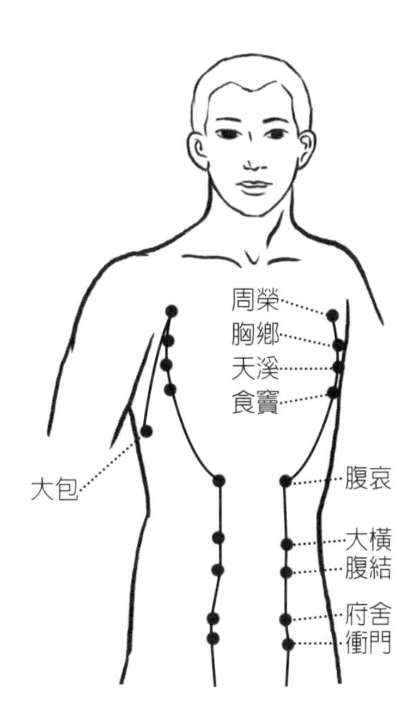

✚ 知識補充站

任脈之別，名曰尾翳（劍突骨），下鳩尾，散於腹。實則腹皮痛（多右陽明大絡證），虛則癢搔（多右太陽大絡證）。督脈之別，名曰長強（尾骶骨），挾膂上項，散頭上，下當肩胛左右，別走太陽，入貫膂。實則脊強（多左太陽大絡證），虛則頭重（多左陽明大絡證），高搖之，挾脊之有過者。望診尾翳（劍突骨）即觀看上肢與胸腔的活力；望診長強即觀看下肢與腹腔的動力，觸壓診更利辨證。

大包出淵腋下布胸脇，寫實奇靜脈系統，奇靜脈蒐集從腹部到胸部的血液回「腔靜脈」，奇靜脈通常從下腔靜脈分出來，變異性相當大。

腰靜脈與椎外靜脈叢吻合，進而與椎內靜脈叢相通，間接收納椎內和脊髓（貫脊）的部分血液。各腰靜脈之間有縱行的交通支相連，稱腰升靜脈。左側移行於半奇靜脈，右側移行於奇靜脈，最後匯入上腔靜脈。腰升靜脈是溝通上、下腔靜脈系統間側支循環的途徑之一。

1-2 少陰之大絡出於「氣街」

《內經．逆順肥瘦》提及：衝脈者，五藏六府之海，注少陰之「大絡」，出於氣街，循陰股內廉入膕中，伏行胻骨內，下至內踝之後屬而別。下者並於少陰之經，滲三陰，前者伏行出跗屬，下循跗，入大指間，滲諸絡而溫肌肉。別絡結則跗上不動，不動則厥，厥則寒矣。（多右手太陽大絡證）

《內經．動輸》言：衝脈者，十二經之海也，與少陰之「大絡」，起於腎下，出於氣街，循陰股內廉，斜入膕中，循脛股內廉，並少陰之經，下入內踝之後。入足下，別者入踝，出屬跗上，入大指之間，注諸絡，以溫足脛，此脈之常動者也。

《內經．骨空論》：「衝脈者，起於氣街，並少陰之經，挾臍上行，至胸中而散。」

《內經．衛氣》敘及「氣街」（動脈）有四。頭氣有街，止之於腦，（大腦後動脈，來自左右椎動脈）與大腦前動脈（來自左右頸動脈）集結而成腦底動脈。胸氣有街，止之膺與背俞（心臟的主動脈分爲：升主動脈、胸主動脈、腹主動脈、主動脈弓）。腹氣有街，止之背俞，與衝脈於臍左右之動脈者（腹主動脈）。脛氣有街（腹主動脈、股動脈、脛前動脈與脛後動脈），止之於「氣街」（穴），與承山踝上以下。用毫鍼，必先按而在，久應於手，乃刺而予之。治頭痛眩仆，腹痛中滿暴脹及有新積（多左太陽大絡證）。痛可移者，易已也；積不痛，難已也。（多右手太陽大絡證）

《內經．經脈》：「胃經脈病者……循膺、乳、『氣街』、股、伏兔、骭外廉、足跗上皆痛，中指不用。」（多手陽明大絡證）

《內經．痿論》論：「陽明」五藏六府之海，潤宗筋，主束骨而利機關。「衝脈」經脈之海，主滲灌谿谷，與陽明合於宗筋，會於「氣街」，皆屬於「帶脈」，而絡於「督脈」。故陽明虛則宗筋縱，帶脈不引，故足痿不用。治之各補其滎而通其俞，調其虛實，和其順逆，則病已。（多手太陽大絡證）

小博士解說

《內經．營衛生會》：「上焦出於胃上口如霧，升而逐之；營氣出中焦如漚，疏而逐之；衛氣出於下焦如瀆，決而逐之。」膻中穴區皮表肌膚枯黯者，多心肺功能不良，精神差，情緒易失控。（多少陽大絡證）

三焦腑在氣街的反應穴是氣衝穴，為股動脈與股靜脈必經之道，此區淋巴結聚集，一但長瘡疹或腫塊，下焦的器官組織或腳部多有狀況。（多太陽大絡證）

乳糜池與淋巴管道

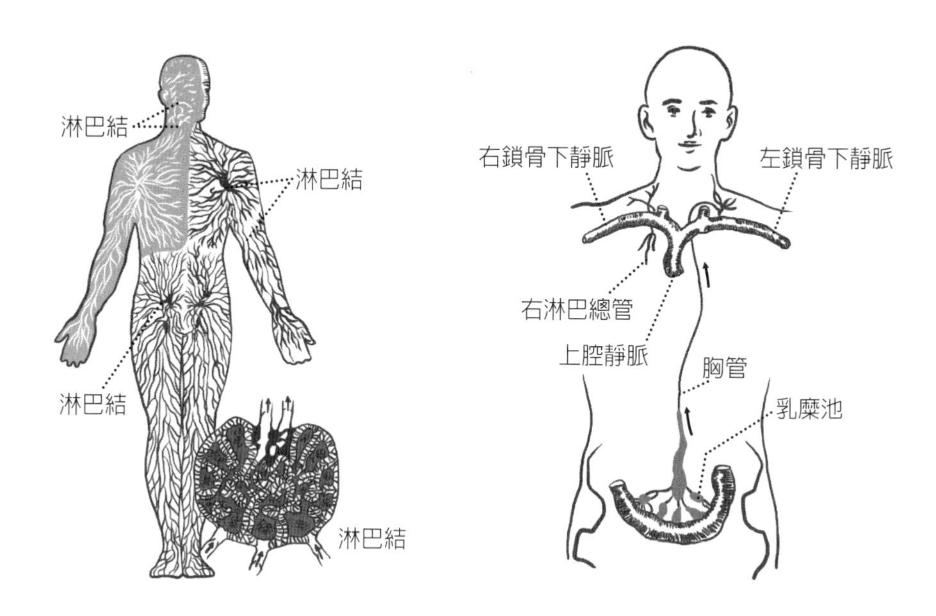

✚ 知識補充站

衛氣，出於下焦的乳糜池，乳糜池位於第一腰椎前方；胸管起始於乳糜池，是全身最粗大的淋巴管道，長約 30～40 公分。胸管負責淋巴與免疫的運作，也負責輸送消化系統的脂質營養回心臟。

營氣出於中焦十二指腸的肝門靜脈，上焦出於胃上口與下食道括約肌的肝門靜脈，胸管與肝門靜脈皆回心臟（中焦亦並胃中，出上焦之後），構成三焦腐熟水穀的完整流程。

以上的消化輸送及腐熟水穀流程，順暢與否？會反應在脾之大絡「大包」。

四大氣街之循環皆與脾之大絡相關。

1-3 「氣之大絡」與「經隧」

《內經·動輸》：「經脈十二，『手太陰』、『足少陰』、『足陽明』獨動不休。胃爲五藏六府之海，其清氣上注於肺，肺氣從太陰而行之，其行也，以息往來，呼吸不已，故動而不止。……胃氣上注於肺，其悍氣上衝頭者，循咽上走空竅，循眼系，入絡腦，出顑，下客主人，循牙車，合陽明，并下人迎，此胃氣別走於陽明者也。故陰陽上下，其動也若一。」

「營衛之行也，上下相貫，如環之無端。今有其卒然遇邪氣，及逢大寒，手足懈惰，其脈陰陽之道，相輸之會，行相失也。氣何由還？夫四末陰陽之會者，此氣之大絡也。四街者，氣之徑路也，故絡絕則徑通，四末解則氣從合，相輸如環。」

五藏稟氣於胃，藏氣不能自致於手太陰，因胃氣至於手太陰，五藏各以其時而至於手太陰。邪氣勝、精氣衰，病甚胃氣不能與之俱至於手太陰，眞藏之氣獨見病勝藏故曰「死」。

少陰脈指太溪穴區的脛骨後動脈，分別來自髂動脈、股動脈。寸、關、尺的寸口脈爲橈動脈、鎖骨下動脈、肱動脈。心臟透過主動脈輸出血液到全身，寸口之滑爲翕奄沉，陰陽和合，寸關脈自平；此即上肢動脈循環正常。

陽明脈指衝陽穴腳背動脈（屬脛骨前動脈）的趺陽脈。陽明脈與少陰脈皆來自股動脈，陽明脈微沉而食飲自可，即脛骨前動脈、腳背動脈的衝陽穴脈動，接近「翕奄沉」之滑；脛骨後動脈的太溪穴脈動雖是微滑，不是「翕奄沉」之充滿和順收斂的沉滑脈，而是緊之浮實的浮滑脈；三脈雖在寸口、衝陽穴、太溪穴三處，脈診跳動的感覺與意義是大不同的。

《內經·玉版》：「人之所受氣者，穀也。穀之所注者，胃也。胃者，水穀氣血之海也。海之所行雲氣者，天下也。胃之所出氣血者，『經隧』也。經隧者，五藏六府之大絡也，迎而奪之而已矣。」

小博士解說

食指商陽穴屬大腸、中指中衝穴屬心包，兩指間的掌心處有勞宮穴，掌背處為「手陽明大絡」（宮門穴區），此區塌陷、按之疼痛者，排泄或性功能問題多，腰腳多障礙，情緒也常起伏。

中指中衝穴屬心包、無名指關衝穴屬三焦，兩指間的掌心處與掌背處皆無穴道，兩指間的掌背處為「手少陽大絡」（空門穴區），此區塌陷、按之疼痛者，性功能及精神問題多，情緒多變，容易疲累。

無名指關衝穴屬三焦、小指少澤穴屬小腸，兩指間的掌背處有液門穴與中渚穴，為「手太陽大絡」（液門穴區），反應精神問題、心血管問題及營養問題，此區塌陷、按之疼痛者，經常疲憊不堪，心情低盪，精力多匱乏。

太衝、衝陽、太溪

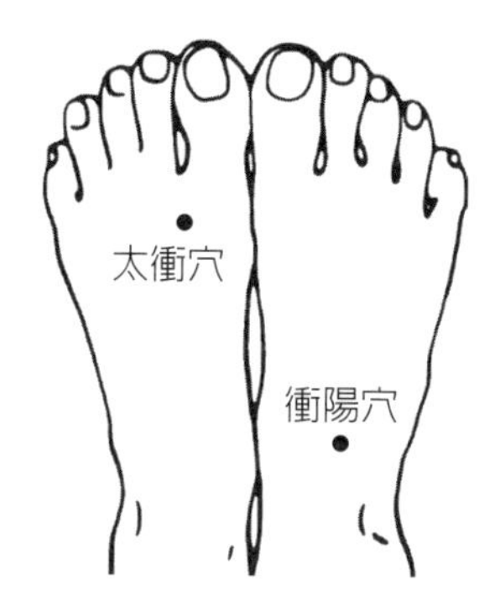

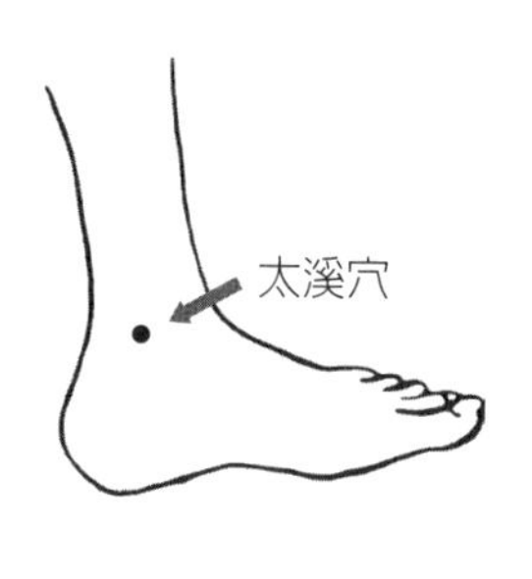

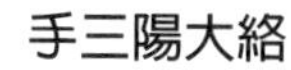

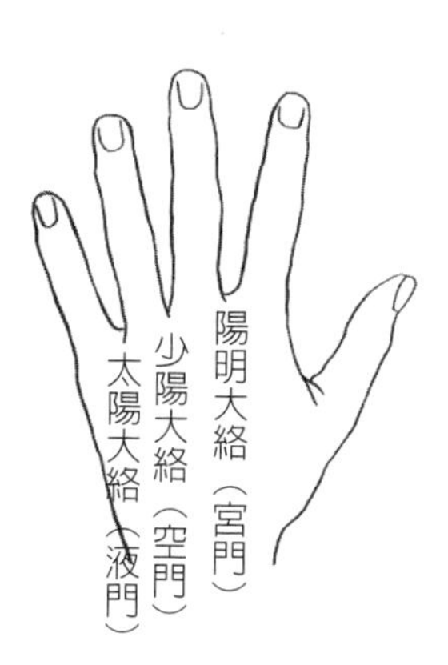

✚ 知識補充站

股動脈（箕門：脾、五里：肝）、脛骨動脈（衝陽：胃、太溪：腎）、肱動脈（天府：肺）、橈動脈（寸口、太淵：肺）、尺動脈（神門：心），它們靠血管的收縮與擴張來調節血流量。寸口與人迎兩脈的對比（衝陽取代人迎，臨床上更實用），此為中型肌肉性動脈，透過血管收縮與擴張來調節血流量，屬於擁有較厚肌肉的血管。

《內經．衛氣》：「五藏者，所以藏精神魂魄者也；六府者，所以受水穀而行化物者也。其氣內干五藏，而外絡肢節。其浮氣之不循經者，為衛氣；其精氣之行於經者，為營氣。陰陽相隨，外內相貫，如環之無端。亭亭淳淳乎，孰能窮之。然其分別陰陽，皆有標本虛實所離之處。能別陰陽十二經者，知病之所生；候虛實之所在者，能得病之高下；知六府之氣街者，能知解結契紹於門戶；能知虛實之堅軟者，知補瀉之所在；能知六經標本者，可以無惑於天下。」

在臨床上，從手六經脈循行與其穴道，掌握手三陽大絡與經脈關係，有助於診治更精確：手腕外側大拇指下有大腸經脈陽溪穴，無名指下有三焦經脈陽池穴，小指下有小腸經脈陽谷穴，手腕內側大拇指下有肺經脈太淵穴，中指下有心包經脈大陵穴，小指下有心經脈神門穴。

《內經．經絡論》：「經有常色，心赤、肺白、肝青、脾黃、腎黑，皆應其經脈之色也。絡無常，變也。陰絡之色應其經，陽絡之色變無常，隨四時而行也。寒多則凝泣，凝泣則青黑；熱多則淖澤，淖澤則黃赤；此皆常色，謂之無病，五色具見者，謂之寒熱。」

1-4 邪客大絡者，命曰「繆刺」

《內經．繆刺論》：「邪之客於形也，必先舍於皮毛，留而不去，入舍於孫脈，留而不去，入舍於絡脈，留而不去，入舍於經脈，內連五藏，散於腸胃，陰陽俱感，五藏乃傷，此邪之從皮毛而入，極於五藏之次也，如此則治其經焉。今邪客於皮毛，入舍於孫絡，留而不去，閉塞不通，不得入於經，流溢於大絡，而生奇病也。夫邪客「大絡」（巨大的聯絡站），左注右，右注左，上下左右，與經相干，而布於四末，其氣無常處，不入於經俞，命曰繆刺。」

手六經脈的井穴，邪入舍於孫絡，留而不去，閉塞不通之主要證候：

1. 少商穴屬肺，位於手大拇指外側指甲邊，主「呼吸」，治煩心、「胸悶」、氣短、「咳嗽」、喘渴、缺盆痛。
2. 商陽穴屬大腸，位於手食指外側指甲邊，主「排泄」，治「牙痛」、「口乾」、喉痺、目黃、鼻血、頸臂疼痛。
3. 中衝穴屬心包絡，位於手中指靠食指指甲邊，主「心情」，治「煩心」、心痛、手心熱、腕臂疼痛、「面赤」、目黃。
4. 關衝穴屬三焦，位於手無名指靠小指指甲邊，主「精神」，治「耳不聰」、「咽喉腫痛」、眼尾痛、喉痺、頰痛。
5. 少衝穴屬心，位於手小指內側指甲邊，主「心臟」，治咽乾、「心痛」、目黃、「脇痛」、手心熱痛。
6. 少澤穴屬小腸，位於手小指外側指甲邊，主「吸收」，治「肩背疼痛」、「咽痛」、頷腫、目黃、「耳不聰」。

小博士解說

大拇指與食指兩指間的虎口是「合谷穴」。反應呼吸、排泄、免疫力及腰腳功能。觸按合谷穴區，診察「屈拇短肌」、「拇指對掌肌」與「內收拇肌」的情況，此與新陳代謝疾病關係密切。

合谷穴區枯瘦者，不一定是頸臂神經叢出現問題，多表現在新陳代謝疾病患者身上；初期，右側合谷穴反應降結腸與 S2～4 骶神經及排泄問題，左側合谷穴反應升結腸與迷走神經，及腹脹悶痛等問題。

「屈拇短肌」彎曲拇指之外也幫助對掌肌。「拇指對掌肌」控制拇指對掌。「內收拇肌」位於虎口處，橫頭往內附著於第三根掌骨；斜頭則往內上方附著於第二及第三根掌骨（勞宮穴）與鄰近的腕骨。拿筷子、執筆及扣扣子會出狀況，是以上肌群與腦部有病變的警訊，當留意其間微妙的發展。

手三陽大絡部位示意圖

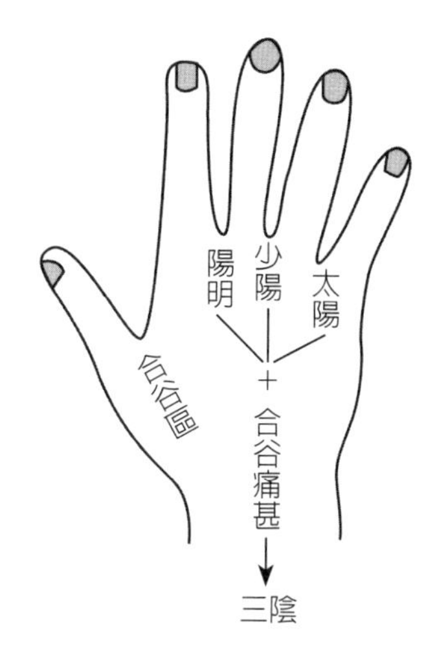

✚ 知識補充站

「小指對掌肌」（少府穴）、「外展小指肌」（前谷穴）與「屈小指短肌」（後溪穴），三穴三肌直指少衝穴與少澤穴。小指少澤穴屬小腸，無名指與小指兩指間的掌心處有少府穴，無名指與小指兩指間的掌背處，有液門穴與中渚穴，右手太陽大絡塌陷，肝腎過勞、精神狀況多；左手太陽大絡塌陷，感冒發燒、身體體況問題多。

小指關係著小魚際區，小魚際肌群淺層最內側的「外展小指肌」（前谷穴）控制小指外展，並負責彎曲小指。外展小指肌外側的「屈小指短肌」（後溪穴），也彎曲小指。「小指對掌肌」（少府穴）位於外展小指肌與屈小指短肌的深層，控制小指的對掌，其動靜之間展露無遺。

大拇指關係著大魚際區，此區域屬肺經脈，肺邪氣盛有餘，致肩背痠痛、小便數而欠（小便頻數但尿不乾淨）、神志不堅。肺氣虛弱，則呼吸氣不足不順，小便顏色也大改變。大拇指乏力又不靈活，可推知性功能多有障礙；年輕夫婦，易見不孕症的煩惱；壯年、中年者則多力不從心。

1-5 「切循」其下之六經

《內經．周痺》：「刺痺者，必先『切循』其下之六經，視其虛實，及大絡之血結而不通，及虛而脈陷空者而調之，熨而通之，其瘛堅轉引而行之。」「熨而通之」是熱身以順暢氣血循環，「轉引而行之」是暖身以順暢筋骨運作，通之與行之，或導引按摩，或言語疏導，或溫茶藥水，存乎醫生一心一念，不可等閒視之。

《圖解金匱要略》：「肝著，其人常欲蹈其胸上，先未苦時，但欲飲熱，旋覆花湯主之。」肝臟與橫膈膜、食道之間或是肝門靜脈循環出現任何問題，都可能有以上的症狀，除了旋覆花湯（虛證者補中益氣湯，實證者加味逍遙散）以外，針灸或導引按摩太衝穴是最快、最有效的。

「太衝」是肝經脈腳部的俞穴；肝俞、魂門是肝經脈背俞穴；期門是肝經脈腹募穴，都是養護肝臟與消化器官的重要穴道。肝俞、魂門與期門也可以取而代之太衝。

《內經．周痺》：「周痺之在身也，上下移徙隨脈，其上下左右相應，間不容空。……其痛之移也，間不及下鍼，其慉痛之時，不及定治，而痛已止矣。」此衆痺也，「各在其處，更發更止，更居更起，以右應左，以左應右。非能周也，更發更休也。……刺此者，痛雖已止，必刺其處，勿令復起。」

「太衝」、「肝俞」、「魂門」、「期門」視其「虛實」，及大絡之血結而不通，及虛而脈陷空者而「調之」。

「太衝」血結而不通，必僵硬而疼痛，此爲實證者，加味逍遙散或大柴胡湯治之；針刺左手少陽大絡。

「太衝」虛而脈陷空者，必痠痛或按之舒緩，此爲虛證者，補中益氣湯或小柴胡湯治之；針刺右手少陽大絡。

小博士解說

《內經．周痺》：「周痺者，在於血脈之中，隨脈以上，隨脈以下，不能左右，各當其所。……痛從上下者，先刺其下以過之，後刺其上以脫之。痛從下上者，先刺其上以過之，後刺其下以脫之。」壓按「太衝」、「肝俞」、「魂門」、「期門」診斷的時候，比較左手少陽大絡與右手少陽大絡，若是左少陽大絡較疼痛是實證，右少陽大絡較疼痛是虛證。

病症嚴重者，應再比較「太衝」、「肝俞」、「魂門」、「期門」等，左右兩側共八穴，若是單一、二穴位反應強烈，多數是一時之證；反之，七、八穴反應皆很強烈，即使不是重證，也是棘手之疾。

人體中段消化器官及相關管道之病症會反應在相應的手三陽大絡

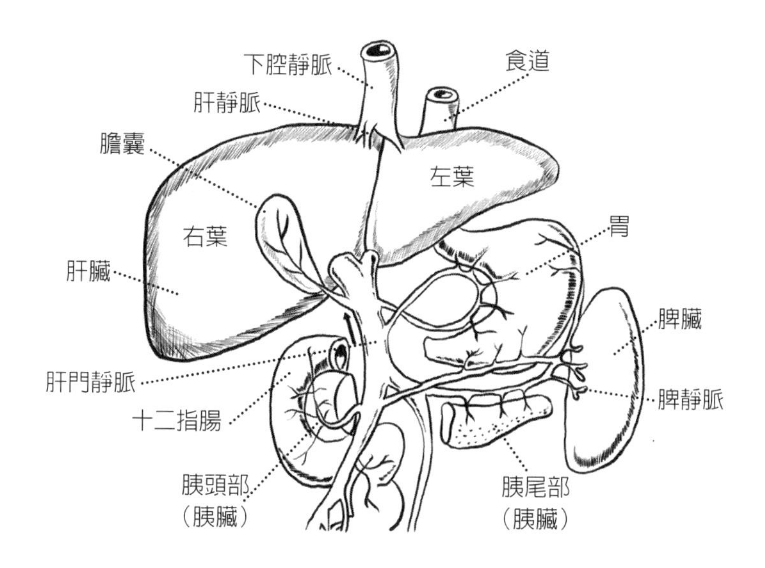

✚ 知識補充站

《內經．周痺》：「刺痺者，必先切循其下之六經，視其虛實，及大絡之血結而不通，」多可在丘墟、中封、曲泉、陽陵泉、委陽等穴區，覓得血絡，刺之，一針見血，常看到奇效。

望診頸部右側頸靜脈，下巴右側到鎖骨間（人迎、水突、氣舍）小隱靜脈凸顯，多心臟三尖瓣結構不理想，多有內分泌功能問題。（多左手太陽大絡證）

望診頸部左側頸動脈，下巴左側到鎖骨間（人迎、水突、氣舍）出現小隱靜脈凸顯；多心臟二尖瓣結構較不理想，腦心血管疾病，甚或重大疾病機率很高。（多右手太陽大絡證）

仔細望診，舌骨上肌群的二腹肌、舌骨下肌群的肩胛舌骨肌，以及深藏不露的斜角肌與頸臂神經叢，在頸闊肌與胸鎖乳突肌的掩翼下，望診頸部，診斷更見精確，且相得益彰！

1-6 三焦病者為「脹」

《內經．邪氣藏府病形》：「三焦病者，腹氣滿，小腹尤堅，不得小便，窘急，溢則水留，即爲脹。候在足太陽之外大絡，大絡在太陽少陽之間，亦見於脈，取委陽。」申言之，「脹」是三焦病症狀之一，在足太陽之外大絡診斷，委陽穴區見血絡浮現；先委陽穴區放血，再針刺補手少陽大絡，常用於筋骨損傷疼痛急證。

《內經．四時氣》：「小腹痛腫，不得小便，邪在三焦，約取之太陽大絡，視其絡脈與厥陰小絡結而血者，腫上及胃脘，取三里。」先丘墟穴區放血，再針刺補較塌陷或腫脹的足三里，常用於胃腸疼痛急證。

《圖解金匱要略》：「腎著之病，其人身體重，腰以下冷痛，腹重如帶五千錢，甘薑苓朮湯主之。」下半身功能有問題或下肢靜脈循環不良，針灸太溪穴效果很好。太溪與太衝是方便針灸又立即見效的穴道，尤其是以「亥」時辰爲主要治療時辰的病患，除非是不治之證。通常，女人以太衝爲多，男人以太溪爲多，灸治可改善下腔靜脈循環。

養護太溪以申、酉時辰（3:00 pm～7:00 pm）爲主（多手太陽大絡證），養護太衝以戌、亥時辰（7:00 pm～11:00 pm）爲主。（多手少陽大絡證）

「腎著」用甘薑苓朮湯，與《金匱要略》第二章〈痙濕暍病脈證治〉之「風濕身重」用防己黃耆湯（服後腰下如冰，後坐被上，又以一被繞腰以下，溫令微汗），是很適合用於現代人常見之症狀；因長時間在空調環境中活動，且多採坐姿之靜態工作，以致下半身的氣血循環滯礙，這兩方藥都可用來促進下半身的氣血循環，如一併配合加強雙腳的活動量，效果會更好，可以促進淋巴順利回流，改善下肢水腫現象，降低下半身肥胖、慢性發炎、纖維化的機率；所以，常常自我提醒「熨而通之」與「轉引而行之」，就是日常養生大法。

「太溪」、「腎俞」、「志室」、「京門」視其「虛實」，及大絡之血結而不通，及虛而脈陷空者而「調之」。「太溪」血結而不通，必僵硬而疼痛，此爲實證，宜桂苓丸或防風通聖散；針刺左手太陽大絡。「太溪」虛而脈陷空者，必痠痛或按之舒緩，此爲虛證，宜腎氣丸或五苓散；針刺右手太陽大絡。

小博士解說

《內經．邪氣藏府病形》：「小腸病者，小腹痛，腰脊控睪而痛，時窘之後，當耳前熱（多手少陽大絡證）。若寒甚，若獨肩上熱甚，及手小指次指之間熱，若脈陷者，此其候也，手太陽病也，取之巨虛下廉。」（多手太陽大絡證）臨證，冷熱辨證繫乎一心，其治大區別，為醫者不可不慎。

「膀胱病者，小腹偏腫而痛，以手按之，即欲小便而不得，肩上熱，若脈陷，及足小指外廉及脛踝後皆熱，若脈陷，取委中央。」（多手太陽大絡證）

按摩太衝、太溪、太白三穴促進下肢循環

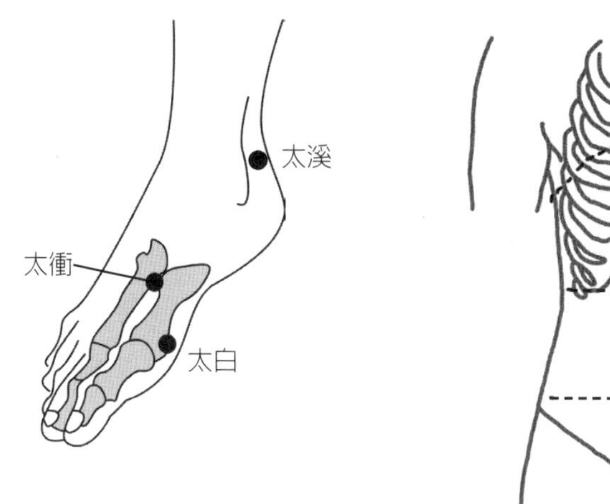

中極穴

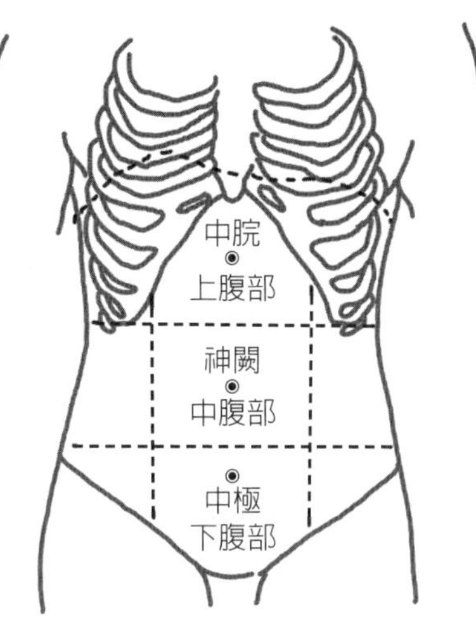

促進手舞「足蹈」三要穴

穴道	穴位	養護效益
太溪穴	内踝後緣	多搓揉，強益精氣、增長志氣
太衝穴	第一、二蹠骨縫間	多壓按，安神定魂、助眠少夢
太白穴	第一蹠骨外側前緣	多揉捏，提神醒腦、延緩腦弱

✚ 知識補充站

仔細檢查左、右手太陽大絡，觸摸最塌陷，或壓按最疼痛者，通常就是感應到所屬臟腑經脈的問題，亦即多屬小腸經脈或膀胱經脈之症狀。

左手太陽大絡最疼痛：多感應小腸俞與膀胱俞，其中極穴、天窗穴、天柱穴也都疼痛，針刺左手太陽大絡，採取瀉法，從掌骨依序向指骨縫針刺之，並配合吸氣迅速進針，呼氣緩慢出針，齊刺或揚刺之。參考用方：表證施予荊防敗毒散，表證帶裏證宜防風通聖散，裏證則為桃仁承氣湯。

右手太陽大絡最塌陷或最疼痛：多感應小腸俞與膀胱俞，其中極穴、天窗穴、天柱穴則痛感較輕而帶痠麻。通常，病痛嚴重的時候，針刺右手太陽大絡，採取補法，從指骨縫依序向掌骨縫，並配合呼氣緩慢進針，吸氣迅速出針，齊刺或揚刺之。參考用方：表證人參敗毒散，半表半裏宜小青龍湯，裏證五苓散或腎氣湯。

1-7 小腹痛腫邪在三焦

《內經．四時氣》：「小腹痛腫，不得小便（多太陽大絡證），邪在三焦，約取之太陽大絡，視其絡脈與厥陰小絡結而血者，腫上及胃脘（多手陽明大絡證），取三里。」「溫瘧汗不出（多左手太陽大絡證），爲五十九痏；風疢膚脹（多右手太陽大絡證），爲五十七痏，取皮膚之血者，盡取之。」

《內經．水熱穴論》：「水俞五十七處者，……腎俞五十七穴，積陰之所聚也。」此「積陰」與遺傳基因及生命態度亦間接相關。

1. 尻上五行行五者，「（大）腎俞」。水病，下爲胕腫大腹，上爲喘呼，不得臥者：
   (1) 督脈：脊中、懸樞、命門、腰俞、長強，五穴。（多手太陽大絡證）
   (2) 膀胱經脈：大腸俞、小腸俞、膀胱俞、中膂俞、白環俞、胃倉、肓門、志室、胞肓、秩邊，兩側共二十個穴道，督脈與膀胱經脈合之共二十五個穴道。（多手太陽大絡證）
2. 伏兔上各二行，行五者，二十穴，「腎之街」也。
   (1) 腎經脈：中注、四滿、氣穴、大赫、橫骨。（多手太陽大絡證）
   (2) 胃經脈：外陵、大巨、水道、歸來、氣街。（多手陽明大絡證）
3. 三陰之所交結於腳也。上各一行，行六者，十二穴，「腎脈之下行」名曰「（大）太衝」。
   (1) 肝經脈：太衝。（多少陽大絡證）
   (2) 腎經脈：照海、復溜、交信、築賓、陰谷。（多少陽大絡證）

〈水熱穴論〉：「熱病五十九俞，……凡此五十九穴者，皆『熱』（陽）之『左右』也。」此「熱」與生活方式及飲水冷暖亦有關係。

1. 頭上五行，行五者，以越諸陽之熱逆：
   (1) 督脈：上星、顖會、前庭、百會、後頂，五個穴道。（多太陽大絡證）
   (2) 膀胱經脈：五處、承光、通天、絡卻、玉枕，兩側共十個穴道。（多太陽大絡證）
   (3) 膽經脈：臨泣、目窗、正營、承靈、腦空，兩側共十個穴道。（多少陽大絡證）
2. 大杼、「膺俞」、缺盆、「背俞」，此左右共八穴以瀉胸中之熱也。（含括附近有關要穴）
3. 胃經脈：氣街、三里、上巨虛、下巨虛，此左右共八穴以瀉胃中之熱也。（多陽明大絡證）
4. 雲門、髃骨、委中、「髓空」，此左右共八穴以瀉四肢之熱。（含括附近有關要穴）
5. 膀胱經脈：五藏俞旁五，此左右共十穴以瀉五藏之熱也。（多太陽大絡證）

小博士解說

手背三大絡診取自《熱病》五十九刺，五十九穴分別是：

1. 頭面部三十一穴。
2. 五手指端六經脈共十二穴，手指縫間各一穴共八穴。

左腎靜脈與右腎動脈之循環與「水腫」相關

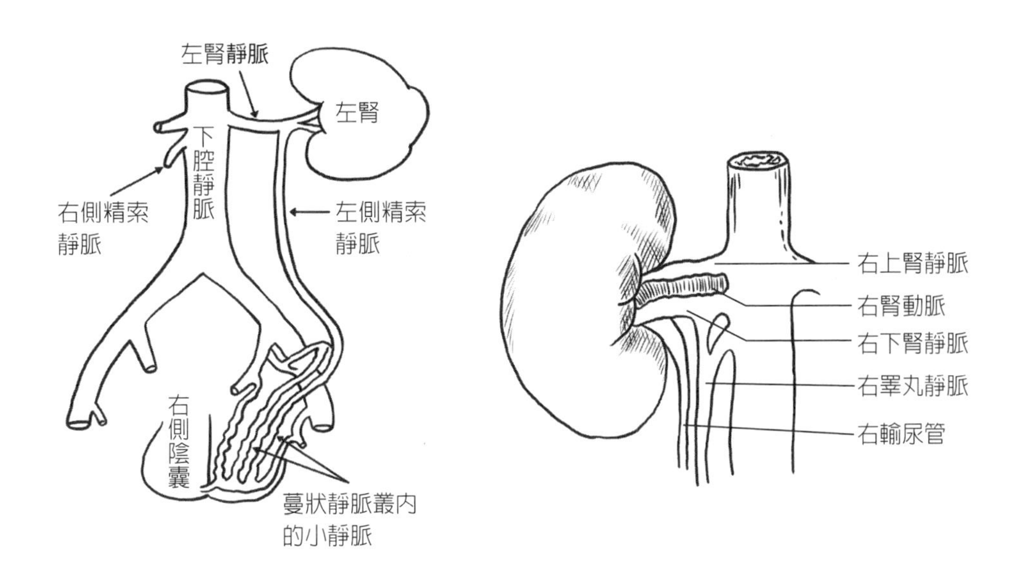

✚ 知識補充站

《內經．熱病》：「心疝暴痛，取足太陰厥陰，盡刺去其血絡。」「癃，取之陰蹻及三毛上及血絡出血。」「男子如蠱，女子如怚，身體腰脊如解，不欲飲食，先取湧泉見血，視跗上盛者，盡見血也。」

《內經．調經論》：「血有餘則怒，不足則恐。」「血有餘，則瀉其盛經出其血。不足，則視其虛經內鍼其脈中，久留而視，脈大，疾出其鍼，無令血泄。」刺留血，「視其血絡，刺出其血，無令惡血得入於經，以成其疾。」

《內經．經脈》：「六經絡，手陽明少陽之大絡，起於五指間」，即指手指間八穴其中之六穴。手掌背，食指與中指間－手陽明大絡；掌心裏有勞宮穴；手掌背，中指與無名指間－手少陽大絡，此區域沒有穴道；手掌背，無名指與小指間－手太陽大絡，掌背則有液門穴與中渚穴。

1-8 狂而妄見妄聞妄言

《內經．刺節眞邪》：「大熱遍身，狂而妄見妄聞妄言，視足陽明及大絡取之，虛者補之，血而實者瀉之。因其偃臥，居其頭前，以兩手四指挾按頸動脈，久持之，卷而切，推下至缺盆中，而復止如前，熱去乃止，此所謂推而散之者也。」先衝陽穴區放血，再針刺或瀉或補手陽明大絡，常用於精神障礙急證。

《內經．熱病》：「偏枯，身偏不用而痛，言不變，志不亂，病在分腠之間，巨鍼取之，益其不足，損其有餘，乃可復也。痱之爲病也，身無痛者，四肢不收，智亂不甚，其言微知，可治；甚則不能言，不可治也。」「風痙身反折，先取足太陽及膕中及血絡出血，中有寒，取三里。」

〈熱病〉之五十九刺者，牽繫中樞神經系統，與大腦、脊髓相關。

1. 兩手外內側各三，凡十二痏。
2. 五指間各一，凡八痏，足亦如是，凡八痏。
3. 廉泉一、髮際一、顖會一、巔上一、項中一、風池二、天柱二，凡九痏。
4. 頭入髮一寸傍三分各三，凡六痏。
5. 更入髮三寸邊五，凡十痏。
6. 耳前、耳後、耳下者各一，凡六痏。

《內經．水熱穴論》熱病五十九俞。「凡此五十九穴者，皆（陽）『熱』之『左右』也。」牽繫周圍神經系統，與十二對腦神經、三十一對脊髓神經相關。

小博士解說

《內經．厥論》：「巨陽之厥，則腫首頭重，足不能行，發為眴仆（多太陽大絡證）；陽明之厥，則癲疾欲走呼，腹滿不得臥面赤而熱，妄見而妄言。」（多陽明大絡證）

《內經．癲狂病》：「狂言，驚，善笑，好歌樂，妄行不休者，得之大恐，治之取手陽明太陽太陰。狂，目妄見，耳妄聞，善呼者，少氣之所生也；治之取手太陽太陰陽明，足太陰頭兩顑。」

《內經．邪氣藏府病形》：「身半已下者，濕中之也。故曰，邪之中人也，無有常，中於陰則溜於府，中於陽則溜於經。」「諸陽之會，皆在於面，中人也，方乘虛時及新用力，若飲食汗出，腠理開而中於邪。……其中於膺背兩脇，亦中其經。」

中於面，則下陽明：手陽明大絡，胃經脈的豐隆穴在外踝前上八寸，反應咽喉與聲音的問題，提振精神及穩定情緒很有效。

中於頰，則下少陽：手少陽大絡，膽經脈的光明穴在外踝上五寸，反應四肢的血脈循環，不論是末梢厥逆或肢節動彈不得，都有效。

中於項，則下太陽：手太陽大絡，膀胱經脈的飛揚穴在外踝後上七寸。舒緩頭項、肩背、腰膝疼痛都有效。

肝門脈壓亢進，會形成食道及胃靜脈瘤

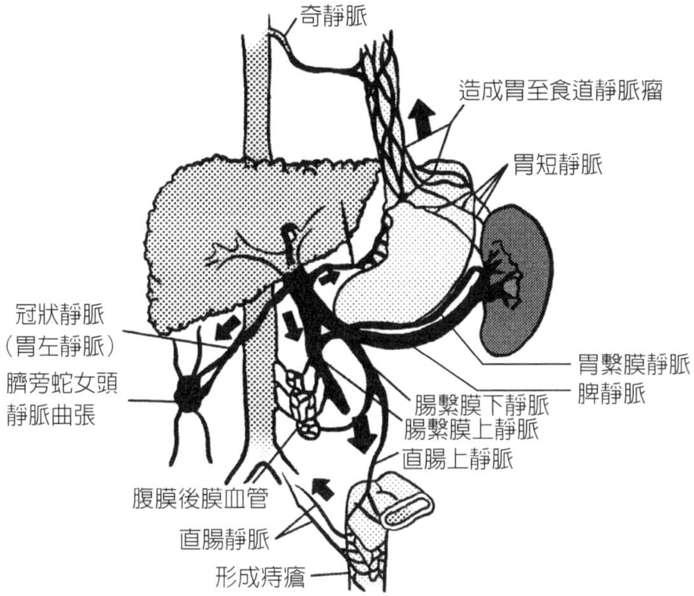

✚ 知識補充站

不論是腦心血管疾病、感冒或跌打損傷……等；只要是單一大絡出現壓按疼痛最強烈者，都有其相對應的臟腑或經脈等問題。

右手陽明大絡最塌陷或最疼痛：感應降結腸與 S2～4 骶神經叢，左大腸俞、右扶突穴，以及左天樞穴，按之多很痛；針刺右手陽明大絡，採取瀉法，感應「肝門靜脈」的下腸繫膜靜脈與大腸左部的上直腸、乙狀結腸、左結腸等。

左手陽明大絡最塌陷或最痛：感應升結腸與迷走神經，右大腸俞、左扶突穴，以及右天樞穴，按之多很疼痛；通常，症狀嚴重者，針刺左手陽明大絡，採取補法，感應「肝門靜脈」的上腸繫膜靜脈和脾靜脈等。

「肝門靜脈」由上腸繫膜靜脈和脾靜脈吻合而成；上腸繫膜靜脈是胃、小腸、大腸、胰臟的靜脈血，透過空腸、迴腸、回結腸、右結腸、中結腸、胰臟、十二指腸、右胃大網等組織的靜脈所介入導出。

脾靜脈是來自胃、大腸、胰臟的一部分靜脈血，透過胰、左胃大網、下腸繫膜、胃短靜脈等的介入導出。下腸繫膜靜脈來自大腸的左部，透過上直腸、乙狀結腸、左結腸等組織的靜脈所介入導出。

1-9 睹其色與視其目色

《內經．四時氣》：「睹其色，察其以，知其散復者，視其目色（望診），以知病之存亡也。一其形，聽其動靜者（聞診），持氣口人迎（切診），以視其脈，堅且盛且滑者，病日進，脈軟者，病將下。諸經實者，病三日已。氣口候陰，人迎候陽也。」臨床上，「氣口候陰，大絡候陽」取而代之：氣口候陰，觀體質問題，大絡候陽，察體況變化。

《內經．九鍼十二原》：「觀其色，察其目（望診），知其散復。一其形，聽其動靜（聞診），知其邪正，右主推之，左持而御之，氣至而去之。」

《內經．小鍼解》：「睹其色，察其目（望診），知其散復，一其形，聽其動靜者（聞診），言上工知相五色於目。（望診）……節之交三百六十五會者，絡脈之滲灌諸節者也。」

《圖解金匱要略》：「病人有氣色見於面部：鼻頭色青，腹中痛，苦冷者死。鼻頭色微黑者，有水氣。色黃者，胸上有寒。色白者，亡血也，色微赤非時者死。其目正圓者痙，不治。又色青爲痛，色黑爲勞，色赤爲風，色黃者便難，色鮮明者有留飲。」（望診）

《圖解金匱要略》：「病人語聲寂然喜驚呼者，骨節間病；語聲喑喑然不徹者，心膈間病；語聲啾啾然細而長者，頭中病。」（聞診）

「息搖肩者，心中堅；息引胸中上氣者，咳；息張口短氣者，肺痿唾沫。」「吸而微數，其病在中焦，實也，當下之即愈；虛者不治。在上焦者，其吸促，在下焦者，其吸遠，此皆難治。呼吸動搖振振者，不治。」

《圖解金匱要略》：「寸口脈動者，因其王時而動，假令肝王色青，四時各隨其色。肝色青而反色白，非其時色脈，皆當病。」（切診）

小博士解說

《內經．五色》：「五色獨決於明堂」，五臟六腑的狀況透過腦部表現於明堂。面部鼻竇功能狀況幾乎息息皆存在於腦部；負責呼吸的鼻肌分兩段，擴張鼻孔的鼻翼肌與收縮鼻孔的鼻橫肌。鼻骨與鼻軟骨間是反應心臟與肝膽的區域，長期疲憊的人，此區與鼻肌多黯濁色烏青，或粗糙脫屑。

鼻頭顏色與病症及其代表藥方

鼻頭顏色	容易波及部位	主要病症	代表藥方	
			虛證	實證
青	鼻子及鼻下	腹寒、痛	附子粳米湯	大承氣湯
黃	鼻骨及兩眉之間	胸寒、便難	黃耆建中湯	大黃蟅蟲丸
黑	下巴	水氣、勞	八味腎氣丸	大承氣湯
白	雙唇	亡血、寒	當歸芍藥散	桂枝茯苓丸
赤	額部與顴部	風	防己地黃湯	大柴胡湯
鮮明	不定位	留飲	防己黃耆湯	防己茯苓湯

《金匱要略》與《內經》望診之比較

顏色	《金匱要略》	《內經．五色》	主要病因
青或黑	腹中痛，苦冷者難治（死）	青黑為痛 青黑，痛甚，痙攣	靜脈回流重度滯礙 腰部淋巴幹管功能不良
微青或微黑	水氣	疼痛	靜脈回流輕度滯礙 腰部淋巴幹管功能不良
黃	胸上寒	淡赤黃為風 很黃為鬱膿	動脈供應不暢 支氣管縱膈幹管功能不良
白	亡血（失血、動脈血不足）	淡白為寒 很白為寒凝	動脈供應不暢 左淋巴總幹管功能不良
微赤非一時	難治（死）	淡紅帶白為失血 紅帶紫黯為瘀血	動脈或靜脈栓塞 左淋巴總幹管功能極不良

✚ 知識補充站

《內經．五色》：「闕中者肺；下極者心；直下者肝。」鼻骨在兩眼眶骨之間，「五色獨決於明堂」，觀察明堂骨（鼻骨）的結構與其膚表色澤，即是診察鼻竇的結構與功能狀況，以及呼吸與循環系統的變化。

1-10 有一脈生數十病者

《內經‧刺節眞邪》：「有一脈生數十病者，或痛，或瘫，或熱，或寒，或癢，或痺，或不仁，變化無窮，……此皆邪氣之所生也。」「邪氣者，虛風之賊傷人也，其中人也深，不能自去。正風者，其中人也淺，合而自去，其氣來柔弱，不能勝眞氣，故自去。虛邪之中人也，洒淅動形，起毫毛而發腠理（外感一左手太陽大絡）。其入深，內搏於骨，則爲『骨痺』；搏於筋，則爲『筋攣』；搏於脈中，則爲血閉，不通則爲『瘫』。搏於肉，與衛氣相搏，陽勝者則爲『熱』，陰勝者則爲『寒』。寒則眞氣去，去則虛，虛則寒搏於皮膚之間。其氣外發，腠理開，毫毛搖，氣往來行則爲『癢』。留而不去則『痺』，衛氣不行則爲『不仁』。」「虛邪偏容於身半，其入深，內居營衛，營衛稍衰，則眞氣去，邪氣獨留，發爲『偏枯』，其邪氣淺者『脈偏痛』。」（內傷一右手太陽大絡）

物必自腐而後蟲生，人必自懶而後病生，「骨痺」、「筋攣」、「瘫」、「熱」、「寒」、「癢」、「痺」與「不仁」是「是動病」，是大腦皮質、腦下垂體及下視丘有問題；「偏枯」與「脈偏痛」，則多是腦心血管病變的前兆；此健康警訊不容忽視，很多病症是拖延出來的，制病機先當掌握。

《內經‧百病始生》敘及：「百病之始生也，皆生於『風雨寒暑清濕』（外感一左手太陽大絡）與『喜怒』（內傷一右手太陽大絡）。……喜怒不節則『傷藏』，風雨則『傷上』，清濕則『傷下』。」「藏傷則病起於陰也。清濕襲虛，則病起於下；風雨襲虛，則病起於上。」

「虛邪之中人也，始於皮膚，……留而不去，則傳舍於絡脈『痛於肌肉』；六經不通四肢，則『肢節痛』、腰脊乃強。傳舍於伏衝之脈，『體重身痛』。傳舍於腸胃『賁響腹脹』，多寒則腸鳴飧泄『食不化』，多熱則溏出麋『留而不去』，……稽留而不去，息而成積，……其著於陽明之經，則挾臍而居，飽食則益大，飢則益小。其著於緩筋也，似陽明之積，飽食則痛，飢則安（胃炎一右手陽明大絡）。其著於腸胃之募原也，痛而外連於緩筋，飽食則安，飢則痛（腸炎一左手陽明大絡）。」

《內經‧百病始生》：「起居不節，用力過度，則『絡脈傷』，……若內傷於憂怒，則『氣上逆』，氣上逆則六輸不通，而積皆成矣。」憂思「傷心」（手太陽大絡），重寒「傷肺」（手陽明大絡），忿怒「傷肝」（手少陽大絡），醉以入房，汗出當風「傷脾」（手陽明大絡），用力過度，若入房汗出，則「傷腎」（手太陽大絡）。治之「察其所痛，以知其應，有餘不足，當補則補（右手太陽大絡），當瀉則瀉（左手太陽大絡），無逆天時，是謂至治。」

手足部大絡辨證陰陽區域

部位	指、趾	陰陽辨證
手、足	1、2 手指、腳趾間，及近手腕、腳踝部	陰證
手、足	2、3 指、趾間	陽明證
手、足	3、4 指、趾間	少陽證
手、足	4、5 指、趾間	太陽證

手部大絡辨證陰陽區域

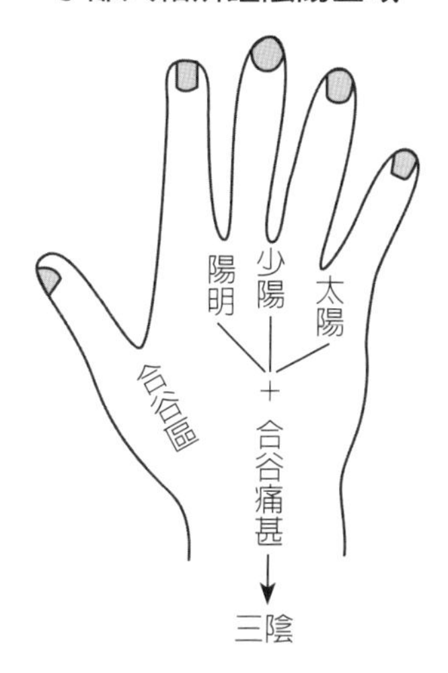

✚ 知識補充站

《內經．行鍼》：「重陽之人，熇熇高高，言語善疾，舉足善高，心肺之藏氣有餘，陽氣滑盛而揚，故神動而氣先行。」重陽之人「多陽者「多喜」，多陰者「多怒」，數怒者，易解。故曰頗有陰，其陰陽之離合難，故其神不能先行也。」「其氣與鍼相逢，陰陽和調，而血氣淖澤滑利，故鍼入而氣出，疾而相逢也。」

《內經．上膈》：「喜怒不適（手少陽大絡），食飲不節（手陽明大絡），寒溫不時（手太陽大絡），則寒汁流於腸中。……衛氣不營，邪氣居之，下管虛則邪氣勝之，積聚以留，留則癰成，癰成則下管約，其癰在管內者，即而痛深，其癰在外者，則癰外而痛浮，癰上皮熱。」刺之，「微按其癰，視氣所行，先淺刺其傍，稍內益深，還而刺之，察其沉浮，以為深淺。已刺必熨，令熱入中，日使熱內，邪氣益衰，大癰乃潰。伍以參禁，以除其內，恬憺無為，乃能行氣，後以鹹苦，化穀乃下。」

臨證診治，針灸治則：「已刺必熨」；心理諮商：「恬憺無為」；飲食療法：「後以鹹苦」。循序漸進，約而為泰，化險為夷。切記！切記！

1-11 腸中不便取三里，盛瀉虛補

《內經．四時氣》：「著痺（血脈不通）不去，久寒不已，卒取其三里。骨為幹。腸中不便，取三里，盛瀉之（右手陽明大絡），虛補之（左手陽明大絡）。」「三里」之「盛瀉之、虛補之」是臨床診治要則。

《內經．邪氣藏府病形》：「五藏六府之氣，滎、俞（指、趾）所入為合（肘、膝），令何道從入，入安連過，……此陽脈之別入於內，屬於府者也。」「滎俞（指掌、趾蹠關節）『治外經』，合（肘、膝關節）『治內府』。胃合於三里，大腸合入於巨虛上廉，小腸合入於巨虛下廉，三焦合入於委陽，膀胱合入於委中央，膽合入於陽陵泉。」初步辨證，新病表病「治外經」，久病裏病「治內府」。

〈四時氣〉：「癘風者，素刺其腫上。已刺，以銳鍼鍼其處，按出其惡氣，腫盡乃止。『常食方食，無食他食』。」「腹中常鳴，氣上衝胸，喘不能久立，邪在大腸，刺『肓之原』，『巨虛上廉』、『三里』（陽明大絡）。」「常食方食，無食他食」是養生治病的大法之一，不可輕視小覷之，任何病變除了針灸、藥物治療之外，配合飲食調整與禁忌，療效更加彰顯。

〈四時氣〉：「善嘔，嘔有苦，長太息，心中憺憺，恐人將捕之；邪在膽，逆在胃，膽液泄則口苦，胃氣逆則嘔苦，故曰嘔膽。『取三里以下』，胃氣逆，則『刺少陽血絡』（丘墟、委陽），以閉膽逆，卻『調其虛實』，以去其邪（少陽大絡）。」「取三里以下」、「刺少陽血絡」和「調其虛實」，是以脈平和為期，「……以調其氣之虛實，實則瀉之，虛則補之。必先去其血脈而後調之，無問其病，以平為期。」〈三部九候論〉

〈四時氣〉：「飲食不下，膈塞不通，邪在胃脘，在上脘（右手陽明大絡），則『刺抑而下之』，在下脘（左手陽明大絡），則『散而去之』。」「刺抑而下之」與「散而去之」是因勢利導，各取所宜。

小博士解說

《內經．邪氣藏府病形》：「六府之病，面熱者（大迎、頭維）足陽明病，……兩跗之上脈豎陷者（衝陽）足陽明病，此胃脈也。……胃病者，腹脹，胃脘當心而痛（中脘、巨闕），上肢兩脅（不容、承滿）、膈咽不通，食飲不下，取之『三里』也（陽明大絡）。」「三里」之「盛瀉之、虛補之」，是放之四海皆準的診治要則。足三里屬胃經脈，位於膝下三寸，故名「三里」；是臨床診治常用大穴，舉凡筋骨皮肉血脈諸病，都可依症從足三里著手。

直腸靜脈叢之回流路徑

直腸靜脈	所屬血管	回流路徑
上部	下腸間膜靜脈	從肝門靜脈回流心臟
中部與下部	內腸間膜靜脈	從下腔靜脈回流心臟

直腸靜脈分布圖

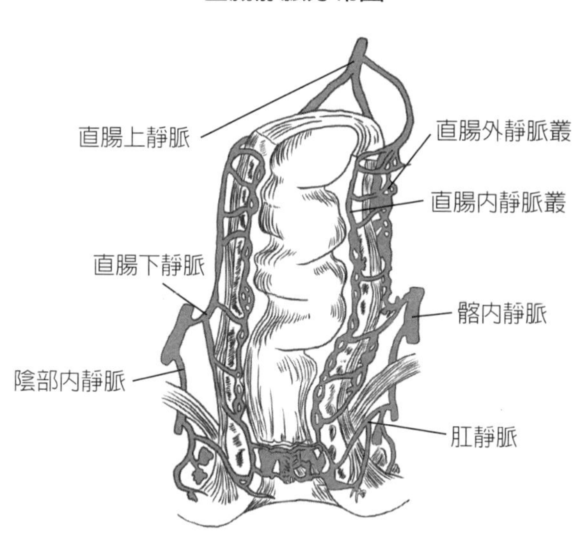

✚ 知識補充站

右手陽明大絡最塌陷或最疼痛，感應降結腸與 S2～4 骶神經叢，與其裡外感應的左大腸俞、右扶突穴、左天樞穴，按壓，疼痛感都很強烈。針刺右手陽明大絡，採取瀉法，從掌骨依序向指骨縫針刺之，並配合吸氣迅速進針，呼氣緩慢出針，齊刺或揚刺之。參考用方：保和丸、異功散、二陳湯、平胃散。

左手陽明大絡最塌陷或最疼痛，感應升結腸與迷走神經，與其裡外感應的右大腸俞、左扶突穴、右天樞穴，按壓，疼痛感都很強烈。針刺左手陽明大絡，採取補法，從指骨縫依序向掌骨縫，並配合呼氣緩慢進針，吸氣迅速出針，齊刺或揚刺之。參考用方：補中益氣湯、小建中湯、四君子湯、理中丸。

1-12 大絡出溜注過行入

《內經・本輸》論述「大絡」之出於、溜於、注於、過於、行於、入於：「胃出於厲兌，……溜於內庭爲滎。注於陷谷爲俞（足陽明大絡）。過於衝陽爲原，行於解溪爲經。入於下陵爲合。復下三里三寸爲巨虛上廉（陽明大絡），復下上廉三寸爲巨虛下廉也（太陽大絡），大腸屬上，小腸屬下，足陽明胃脈也。大腸小腸，皆屬於胃，是足陽明也。」

「三焦者，上合手少陽，出於關衝，溜於液門爲滎。注於中渚爲俞（少陽大絡）。過於陽池爲原。行於支溝爲經。入於天井爲合。三焦下俞在於足大趾之前，少陽之後，出於膕中外廉，名曰委陽，是太陽絡也（少陽大絡兼太陽大絡），手少陽經也（少陽大絡）。」

「凡刺之道，必通十二經絡之所終始，絡脈之所別處，五俞之所留，六府之所與合，四時之所出入。」

脊椎區的神經支配來自周圍神經的三十一對脊神經。多數脊神經後支在分布上呈較明顯的節段性；第一頸脊神經是在寰椎後弓上方穿出，以上各頸脊神經都與頸椎相應。

「椎動脈」與天柱，關連第一頸骨、第二頸神經。風府，與枕骨、第一頸神經緊密相繫。手太陽大絡，牽連第一頸神經的後支，又稱枕下神經。六次脈足太陽曰天柱，關連第一頸骨、第二頸神經。

「頸動脈」與天突，關連第七頸骨、第八頸神經。人迎，與第六頸骨、第七頸神經生息與共。手陽明大絡，關連第二頸神經後支的內側支，又稱爲枕大神經。七次脈，頸中央督脈曰風府，關連枕骨、第一頸神經。

小博士解說

《內經・四時氣》論及小腹控睪，引腰脊，上衝心，邪在小腸者，連睪系，屬於脊，貫肝肺，絡心系。氣盛則厥逆，上衝腸胃，燻肝，散於肓，結於臍。故取之肓原（氣海穴、手少陽大絡）以散之，刺太陰（三陰交穴、手陽明大絡）以予之，取厥陰（太衝穴、手少陽大絡）以下之，取巨虛下廉（太溪穴、手太陽大絡）以去之，按其所過之經以調之。

手三陽大絡與身、心、靈相通。老弱婦孺與急證，手三陽大絡變化相對較不穩定；因為手三陽大絡反應敏感，其準確率幾乎與心跳之穩定度成正比。因此，生死存亡之際，更是診斷與治療齊用的部位。一般不一定需要在臨床診治上施用，但是，務必耐心學會手三陽大絡診治，以備不時之需。觸摸手三陽大絡，當發揮觸感的潛能，細細尋覓次序，如有陷下或腫脹現象，即反應此區相應之器官組織有問題，據此以瞭解身體的狀況。

腦內動脈分布

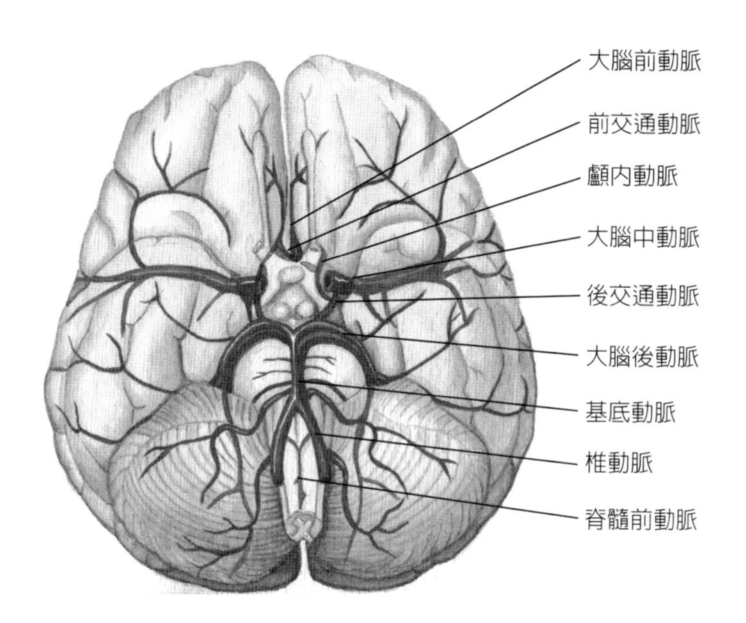

✚ 知識補充站

左手太陽大絡最塌陷或最疼痛，多先出現在右頸間（人迎、水突、氣舍）靜脈凸顯，多有內分泌系統功能的問題。

多感應小腸俞、膀胱俞、中極穴，以及天窗穴，壓之或疼痛或痠麻，常肇因於頸內靜脈的屬支、顱內和顱外支的相關組織有問題，隨著在頸外靜脈流布的位置出現靜脈青筋，頸外靜脈是頸部最大的淺靜脈。

右手太陽大絡最塌陷或最疼痛，隨著在左頸間（人迎、水突、氣舍）靜脈凸顯，多有腦心血管病變的隱憂。多感應小腸俞、腎俞、京門穴，以及天柱穴，壓之或疼痛或痠麻，常肇因於頸內動脈翼狀靜脈叢相關組織有問題。

1-13 憤瞋肩息，大氣逆上，喘不得息

《內經・刺節眞邪》：「振埃者，陽氣大逆，上滿於胸中，憤瞋肩息，大氣逆上，喘喝坐伏，病惡埃煙，䭇不得息，尙疾於振埃，……『取之天容』（胸鎖乳突肌的終止區、第十一對腦神經、延腦）。其欬上氣窮詘胸痛者，……『取之廉泉』（舌骨肌群的會集區、第十二對腦神經、延腦）。取天容者（一寸毫針），無過一里。取廉泉者（約零點一公分的撳針），血變而止。」

臨床上「左手少陽大絡一針」就是黃河之水天上來，「左手少陽大絡」取代天容；「右手太陽大絡一針」就是君子之德風，「右手太陽大絡」取代廉泉。

《內經・本輸》：六府皆出足之三陽，上於手者也。

缺盆之中，任脈也，名曰天突。

一次，任脈側之動脈，足陽明也，名曰人迎。

二次脈手陽明也，名曰扶突。

三次脈手太陽也，名曰天窗。

四次脈足少陽也，名曰天容。

五次脈手少陽也，名曰天牖。

六次脈足太陽也，名曰天柱。

七次脈，頸中央之脈，督脈也，名曰風府。

腋內動脈，手太陰也，名曰天府。

腋下三寸，手心主也，名曰天池。

《內經・刺節眞邪》：「解惑，惑何以解之？大風在身，血脈偏虛，虛者不足，實者有餘，輕重不得，傾側宛伏，不知東西，不知南北，乍上乍下，乍反乍覆，顚倒無常，甚於迷惑。……瀉其有餘，補其不足，陰陽平復，用鍼若此，疾於解惑。」

惑之所困，不是喜怒不節，就是喜怒不適；《論語・顏淵》所述：「愛之欲其生，惡之欲其死，既欲其生，又欲其死，是惑也！」「一朝之忿，忘其身，以及其親，非惑與？」

《內經・百病始生》：「百病之始生也，皆生於「風雨寒暑，清濕喜怒」。喜怒不節則「傷藏」，風雨則傷上，清濕則傷下。」

《內經・上膈》：「喜怒不適，食飲不節，寒溫不時，則寒汁流於腸中，……衛氣不營，邪氣居之。」

小博士解說

脊椎的外圍是神經的白質道，其中有感覺及運動神經元。而中間部分是四葉苜蓿草形、且包圍著中央管（第四腦室的延伸部分），當中包含神經細胞體。脊椎被三層腦膜覆蓋著，最外層是硬腦膜，中間是蜘蛛網膜，最內層稱為軟膜。它們接續著腦幹及大腦半球的三層腦膜，膜中包含在蛛網膜下腔的腦脊髓液；腦脊髓液能透過吸收震盪以保護脊髓。與軟膜中脊椎相連的齒狀韌帶，會橫向伸向背根及腹根，再伸展至硬腦膜，使脊椎安定於硬腦膜內。「硬膜囊」於「S2」的脊椎層終結。

本輸十穴穴位圖

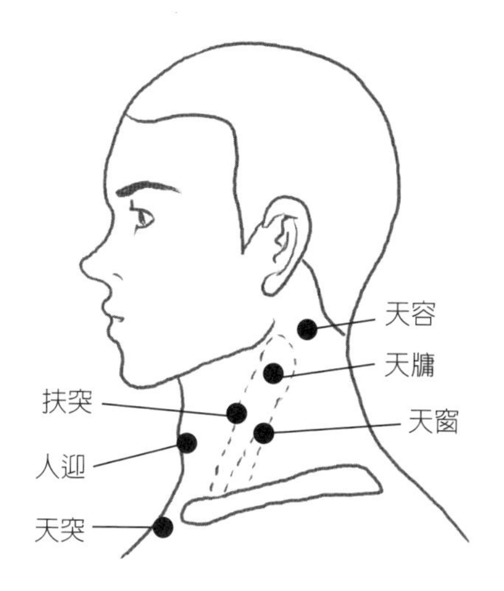

天柱、風府

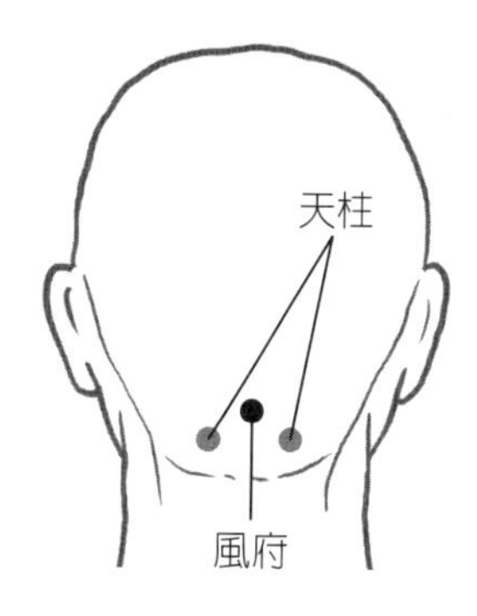

天府、天池

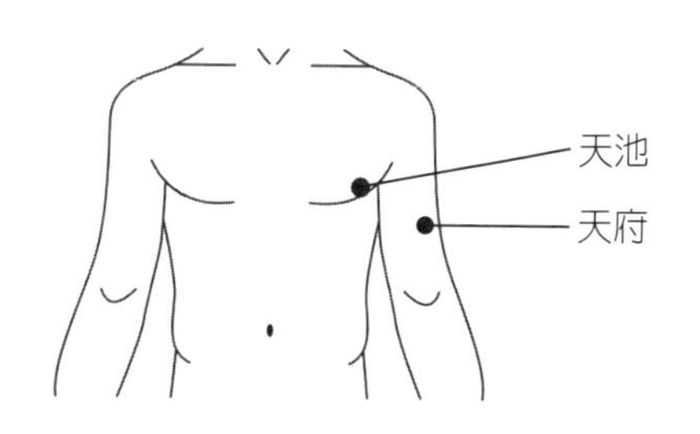

✚ 知識補充站

大氣逆上，與其欬上氣，之於橫膈膜，再之於手少陽大絡，左右虛實立辨：

左手少陽大絡最塌陷或最疼痛，感應降結腸與 S2～4 骶神經叢，與其裡外互為感應的天牖穴、天容穴、不容穴、肝俞穴和膽俞穴，按之疼痛或痠麻；針對左手少陽大絡，採取瀉法，從掌骨依序向指骨縫針刺之，並配合吸氣迅速進針，呼氣緩慢出針，齊刺或揚刺之。參考用方：大柴胡湯、柴胡加龍骨牡蠣湯、逍遙散、柴胡疏肝湯。

右手少陽大絡最塌陷或最疼痛，感應升結腸與迷走神經，與其裡外互為感應的天牖穴、天容穴、不容穴、肝俞穴和膽俞穴，按之疼痛或痠麻；病症嚴重者，針對右手少陽大絡，採取補法，從指骨縫依序向掌骨縫，並配合呼氣緩慢進針，吸氣迅速出針，齊刺或揚刺之。參考用方：小柴胡湯、酸棗仁湯、補中益氣湯、柴胡桂枝湯。

1-14 十二經者盛絡皆當取之

《內經．根結》：「足太陽根於至陰，溜於京骨，注於崑崙，入於天柱、飛揚也。足少陽根於竅陰，溜於丘墟，注於陽輔，入於天容、光明也。足陽明根於厲兌，溜於衝陽，注於下陵，入於人迎、豐隆也。手太陽根於少澤，溜於陽谷，注於小海，入於天窗、支正也。手少陽根於關衝，溜於陽池，注於支溝，入於天牖、外關也，手陽明根於商陽，溜於合谷，注於陽溪，入於扶突、偏歷也。此所謂十二經者，盛絡皆當取之。」

所有需要對外界做出反應的部分，都由大腦負責，腦脊髓液在側腦室運作，因應外界刺激而產生的意識行爲──爲仁由己，而由仁乎哉。

十二經脈聯絡臟腑與肢節，「根本」於四肢末梢（指與趾端），「出入」於頸（腦）部、前臂與小腿部；「運動」出力來自頸（腦）部，「感覺」入力來自四肢末梢與前臂、腿部；針刺頸（腦）部是「出力」，針刺四肢末梢與前臂、腿部是「入力」。

大腦感覺皮質區與運動皮質區有類似狀況，手指、臉部、舌頭等占的比例比身體還大！最重要的是腳部在胼手胝足的體部，牽繫於側腦室中央角，腦脊髓液在側腦室中央角，緊繫頂葉皮質，負責「自體感覺」皮質區，接收觸覺與壓力等資訊，處理複雜的刺激──非禮勿言（言）。

大腦運動皮質區在中央溝的前側，屬於額葉；感覺皮質區在中央溝後側，屬於頂葉。兩者是相鄰的。頭臉部也不至於占整個身體比例的三分之一。腦部有超過三分之一的運動皮質區，會控制臉部表情動作；還有，手部動作占的比例也很高，身體占的比例相對低，最重要的是腳部在胼手胝足的膝部，牽繫於側腦室上角，腦脊髓液在側腦室上角，與額葉皮質生息與共，控制肌肉「運動」、推理、計畫與人格──非禮勿動（行）。

小博士解說

《內經．熱病》頭上五行：廉泉一、髮際一（前髮際後半寸的神庭穴前半寸）、顖會一（上星穴後一寸）、巓上一（百會）、項中一（風府）、風池二、天柱二，凡九痏。頭入髮一寸旁三分各三（上星穴），凡六痏。更入髮三寸邊五（前頂穴前半寸），凡十痏。

《內經．水熱穴論》頭上五行：上星、顖會、前庭、百會、後頂，五個穴道；五處、承光、通天、絡卻、玉枕，兩側共十個穴道；臨泣、目窗、正營、承靈、腦空，兩側共十個穴道。

大腦皮質之運動野與感覺野的體位部特定範圍

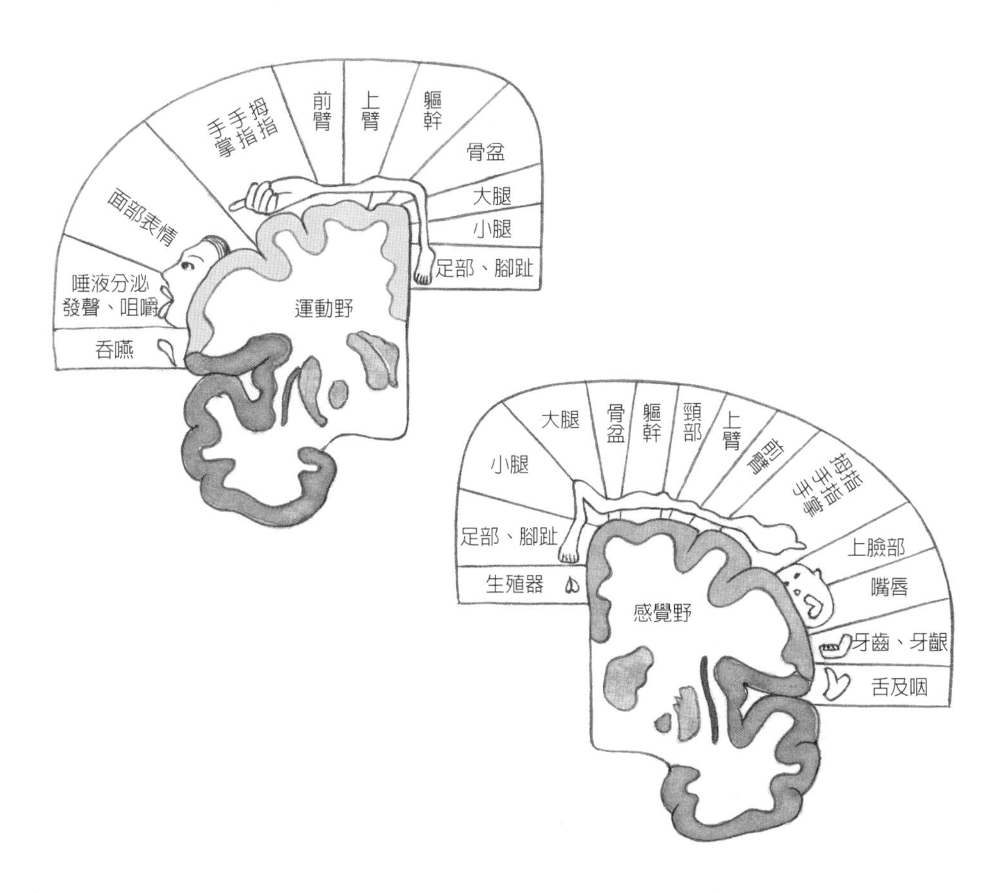

✚ 知識補充站

大腦皮質區的頂葉，是負責整合眾多感覺資訊的區域。頂葉與額葉以中央溝為分界，中央溝的後方就是頂葉的感覺區。皮膚接觸到的溫度感覺、觸覺、味覺、痛感，都會經由丘腦抵達頂葉的感覺區。頂葉還與我們的空間感、本體感覺，以及對空間與視覺的處理有關。

1-15 灸刺之深刺與淺刺

《內經．四時氣》：「四時之氣，各有所在，灸刺之道，得氣穴爲定。故春取經、血脈、分肉之間，甚者，深刺之，間者，淺刺之。夏取盛經孫絡，取分間，絕皮膚。秋取經俞，邪在府，取之合。冬取井滎，必深以留之。」輕重緩急、深淺程度，皆有其數，數者一也，一以貫之！存乎一心！

精確的診斷要配合時間與穴道。體內十二經脈、體外十二時辰（因應日夜、四季寒暑而有五臟之一日應四時）與內分泌系統及神經系統關係密切。晚上副交感神經亢奮，氣管分泌隨之亢進；因此，支氣管氣喘因爲夜間血中組織胺濃度低，夜間咳痰量會少，日間血中組織胺濃度高，咳痰量爲多，併見咳出困難的痛苦。

中樞神經系統（大腦與脊髓）由灰質與環繞灰質的白質構成。灰質稱爲皮質，是一種「神經組織」，由神經元、神經膠質細胞、微血管組成。灰質的灰色源於神經元的細胞體和微血管，主要分布於大腦半球的表面（大腦皮質）、小腦的表面（小腦皮質）、小腦深部核團、視丘、下視丘、腦幹（黑質、紅核、橄欖核、腦神經的核團等），以及脊髓的深部（即脊髓灰質——前角、後角和側角）。

大腦皮質中，神經元之間存在大量化學突觸或電突觸，作爲通信途徑，形成極其複雜的神經迴路，實現多種多樣的感覺、運動或中間資訊處理。所以，灰質是中樞神經系統對資訊進行深入處理的部位。

「舊皮層」形成大腦邊緣系統，位於大腦左、右手兩半球的內側白質（胼胝體、「神經纖維」）部分，和下視丘（間腦、腦下垂體）有機能性密切關係，主導人之行動中樞、性慾、食慾、集團形成等，種族保存本能行動以及情緒等原始感覺有深切關係。

小博士解說

大腦皮層的諸多運動，從前額葉和感覺分區投射到「紋狀體」，透過來自「黑質緻密部」的「多巴胺能」輸入，刺激紋狀體內的所有多巴胺受體，此神經傳遞物能活化視丘；紋狀體依賴多巴胺才能正常工作。

基底核是位於大腦皮質底下的「運動神經核」的統稱，與大腦皮層、視丘和腦幹相連。負責自主運動的「控制」、整合「調節」細緻的意識活動和運動反應（包藏禍心、懷抱瑰寶）。

大腦皮質經內囊和大腦腳，至延髓（大部分神經纖維在延髓下段錐體交叉到對側，而進入脊髓側柱），大腦皮質的錐體束部分纖維下行到脊髓，部分纖維止於腦幹內軀體運動核和特殊內臟運動核，天容穴與胸鎖乳突肌與之呼應。

交感神經系統與副交感神經系統負責不同的功能

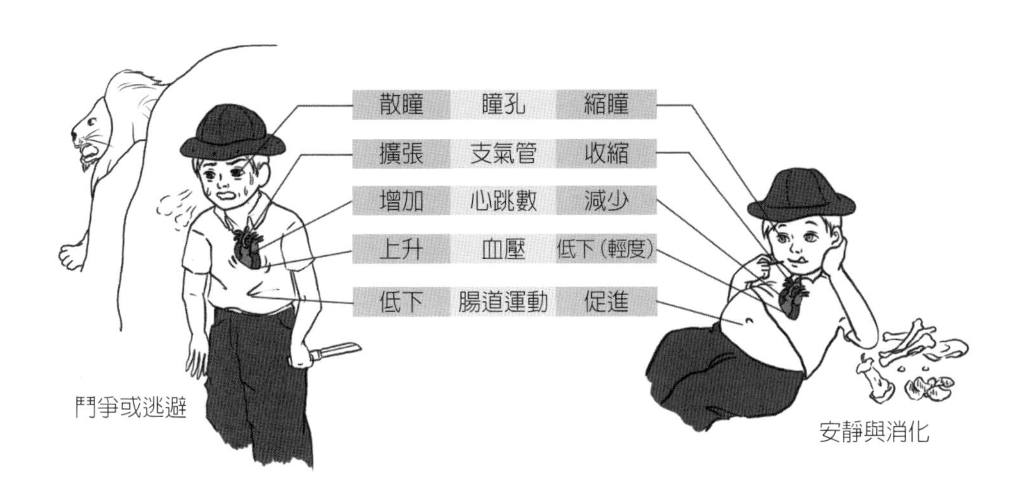

✚ 知識補充站

自律神經分成交感神經與副交感神經兩大系統。交感神經負責使瞳孔散瞳、支氣管擴張、心跳加快、血壓上升、腸胃消化變慢；副交感神經使瞳孔縮瞳、支氣管收縮、心跳放慢、血壓下降、促進腸胃消化。前者可以應付緊急狀況，後者使人體放鬆；兩者互相拮抗、平衡、協調人體器官之運作。

手三陽大絡與生命系統之相關性：

1. 自律神經系統：左手陽明大絡——升結腸（消化能力）；右手陽明大絡——降結腸（排泄能力）。
2. 動脈系統：左手少陽大絡——肺動脈（右心室、呼吸狀況）；右手少陽大絡——主動脈（左心室、營養狀況）。
3. 體液系統：左手太陽大絡——脊髓（活動訊息）；右手太陽大絡——胸導管（睡眠）。

1-16 十二經脈之井滎輸原經合穴

《內經．本輸》所論十二經脈的井、滎、輸、原、經、合穴，是從四肢末梢的井穴走向體軀，再由肘部與膝部的肱靜脈與股靜脈將血液送回心臟。四肢活動屬周圍神經系統之功能表現，心臟輸出的動脈血送達四肢末梢，透過動脈、靜脈血液循環管道，再從四肢末梢的靜脈送回心臟。

《圖解金匱要略》：「四肢九竅，血脈相傳，壅塞不通，爲外皮膚所中也。」肱靜脈回流不良，肱動脈輸出血流量明顯減少時，手指、手臂會痲痺腫脹疼痛；股靜脈回流不良，股動脈血液輸送到腳的量減少，腳趾與小腿抽筋機率會增加，甚至影響腹部肌肉群；提睪肌與腹內斜肌的血流量也與疝氣有關。

四肢重滯，可施以針灸與按摩，降低九竅閉塞的機率。臨床上可與《圖解金匱要略．趺蹶手指臂腫轉筋陰狐疝蚘蟲病》互爲比較參合：

條文 332.「病趺蹶……，刺腨入二寸」，腓腸肌、脛骨後肌，承山穴——手太陽大絡。

條文 333.「手指臂腫動……，身體瞤瞤」，伸拇長肌、伸趾長肌，肩井穴——手陽明大絡。

條文 334.「轉筋入腹者」，腹外斜肌、腹直肌，關元穴——手太陽大絡。

條文 335.「陰狐疝氣者，偏有大小，時時上下」，腹內斜肌，動脈系統，太衝穴——手少陽大絡。

胼胝體是大腦組織中最大、重要的白質帶，連接大腦左、右兩個半球；大腦兩半球之間的通信，絕大多數是通過胼胝體來進行（幾乎囊括側腦室與基底核）。胼胝體最後側的部分爲壓部，最前側的部分爲膝部。壓部和膝部之間一般稱爲主體。壓部和主體之間往往相當窄，因此被稱爲「峽部」。胼胝體膝部的軸突比較細，連接大腦兩側之間的前額葉皮質，腦毯覆蓋在側腦室的中央部，並從腦毯中向兩邊傳入顳葉。

小博士解說

腦脊髓液在側腦室上角，與額葉皮質生息與共，控制肌肉之「運動」、推理、計畫與人格等作業。

腦脊髓液在側腦室中央角，緊繫頂葉皮質，負責「自體感覺」皮質區，接收觸覺與壓力等資訊，處理複雜的刺激。

腦脊髓液在側腦室下腳，緊繫顳葉皮質，負責接收處理聽覺訊息，與辨別身分、物體命名與識別等作業。

腦脊髓液在側腦室後腳，緊繫枕葉，接受與處理及理解視覺資訊及語言——非禮勿視。

所有需要對外界做出反應的工作，都由大腦負責；腦脊髓液在側腦室運作，因應外界刺激而產生的意識行為。

腦靜脈

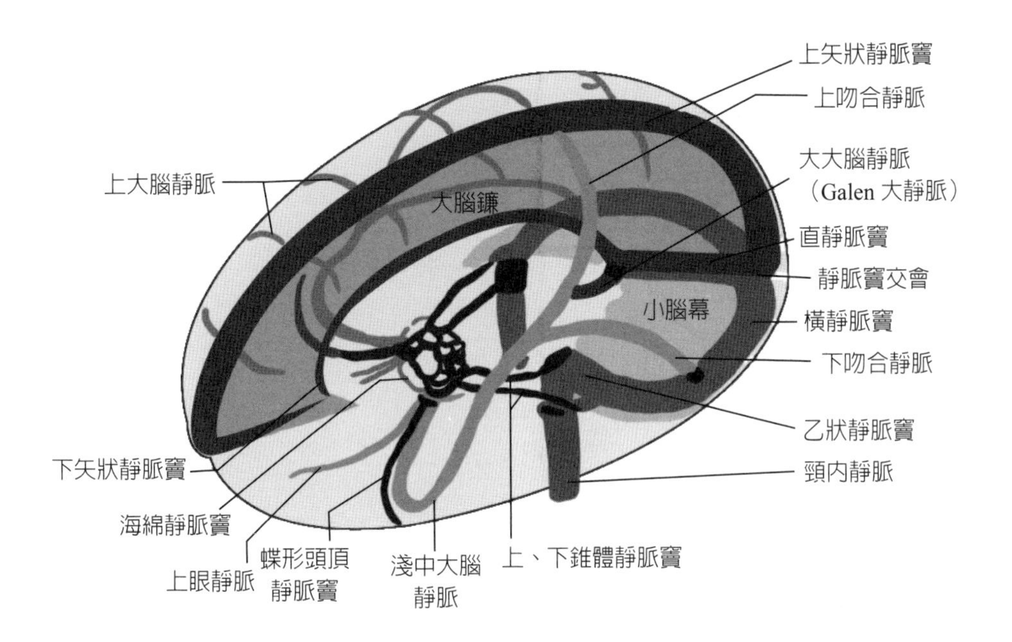

✚ 知識補充站

手三陽大絡與靜脈系統之相關性：

1. 左手陽明大絡：小隱靜脈系統（足三陽經脈）；右手陽明大絡：大隱靜脈系統（足三陰經脈）。
2. 左手少陽大絡：肝門靜脈與上腔靜脈（生命態度）；右手少陽大絡：肝動脈與下腔靜脈（生活品質）。
3. 左手太陽大絡：脊椎靜脈系統（督脈）；右手太陽大絡：奇靜脈系統（任脈）。

1-17 愁憂恐懼傷心，形寒寒飲傷肺

《內經．邪氣藏府病形》：「邪之中人藏，……『愁憂恐懼』則傷心（循環系統）。『形寒寒飲』則傷肺（呼吸系統），以其兩寒相感，中外皆傷，故氣逆而上行。有所墮墜，惡血留內；若有所大怒，氣上而不下，『積於脇下』則傷肝。有所擊仆，若醉入房，『汗出當風』則傷脾。有所用力舉重，若入房過度，『汗出浴水』則傷腎。」五臟之傷，病因其來必有自。

《內經．邪氣藏府病形》：「身半已上者，『邪中之』也。身半已下者，『濕中之』也。……中於陰則溜於府，中於陽則溜於經。『中於面』則下陽明。『中於項』則下太陽。『中於頰』則下少陽。其『中於膺背兩脇』，亦中其經。」病症之來有其因，病去亦必有其路；診治對證，事半功倍，療效顯見。

《內經．周痺》：「風寒濕氣，客於外分肉之間，迫切而為沫，沫得寒則聚，聚則排分肉而分裂也，分裂則痛，痛則神歸之，神歸之則熱，熱則痛解，痛解則厥，厥則他痺發，發則如是。……此內不在藏，而外未發於皮，獨居分肉之間，眞氣不能周，故命曰『周痺』。」「故刺痺者，必先切循其下之六經，視其虛實，及大絡之血結而不通，及虛而脈陷空者而調之，熨而通之。其瘈堅轉引而行之。」病因之來與病症之去，必然依其因果關係發展，醫生臨證，存乎一心矣！

胼胝體（白質）相鄰的大腦皮質稱為扣帶皮層。胼胝體內的纖維包含連接大腦兩半球各個葉的纖維。比如胼胝體前部主要包含連接兩側額葉的纖維，後部主要包括連接兩側枕葉和頂葉的纖維。在胼胝體的兩側神經纖維放射性傳入白質，它們穿過大腦皮質的不同部分，從膝部傳入額葉組成胼胝體輻射線額部，傳入枕葉的被稱為胼胝體輻射線枕部。這兩個部分之間是纖維的主體，它們被稱為腦毯，它們向兩邊傳入顳葉，覆蓋側腦室的中心部分。

小博士解說

自律神經系統屬於周圍神經系統，自律神經系統控制體腔的器官和肌肉。我們無法察覺自律神經系統的運作，它是透過非潛意識主控作業。我們感覺不到血管管徑的變化或心跳加快。

藉由訓練得以控制諸如心跳、血壓一類的自律神經運作。虛者外痛內快，外實內虛，緩導引與深吐納以補內虛去外實。實者內痛外快，內實外虛，快針灸與急速膏揉按摩以瀉內實補外虛。

中樞神經與末梢神經

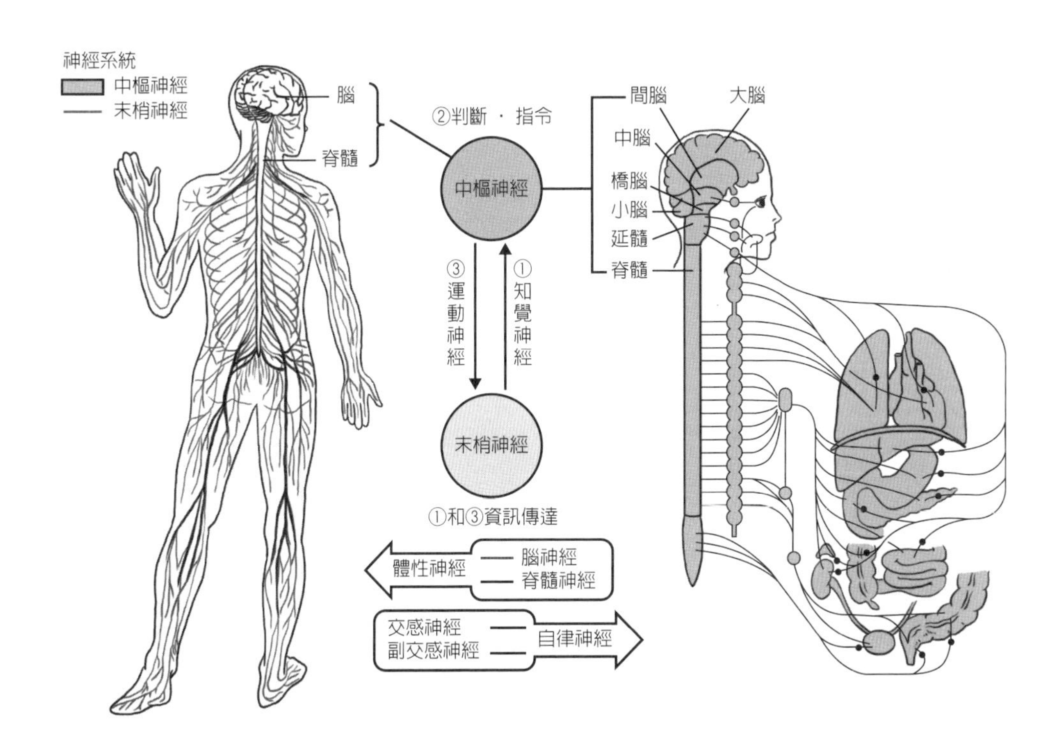

✚ 知識補充站

手三陽大絡與神經系統之相關性：

1. 左手陽明大絡：交感神經系統（消耗能量）；右手陽明大絡：頭部與尻部副交感神經系統（儲備能量）。
2. 左手少陽大絡：頸臂神經叢（營氣與宗氣）；右手少陽大絡：腰尻神經叢（衛氣與原氣）。
3. 左手太陽大絡：31 對脊神經（活動）；右手太陽大絡：12 對腦神經（思考）。

1-18 腰脊大關節，肢脛管以趨翔

《內經．刺節眞邪》：「腰脊者（脊椎），身之大關節也。肢脛者（肢節），人之管以趨翔也。莖垂者（腦脊髓），身中之機，陰精之候，津液之道也。故飲食不節，喜怒不時，津液內溢，乃下留於睪，血道不通，日大不休，俛仰不便，趨翔不能，此病滎然有水，不上不下，鈹石所取，形不可匿，常不得蔽，故命曰去爪。」

腦脊髓液充滿在腦部內顱骨與大腦皮質之間的蛛網膜下腔的透明體液（位於腦膜的蛛網膜和軟腦膜之間）。腦脊髓液含有微神經膠細胞的純生理鹽水，對大腦皮質作機械性緩衝。

腦部的腦室及脊髓內亦有腦脊髓液存在。腦脊髓液完全是在腦和脊髓內部合成和循環的，生產腦脊髓液的部位是脈絡叢。脈絡叢穿過脈絡裂，沿著穹窿～海馬傘的軌跡進入側腦室；側腦室分上角、中央角、下腳與後腳等。

側腦室上角、中央角、下腳與後腳內的腦脊髓液，各自運作過程都會影響相鄰近的大腦皮質。

側腦室上角與額葉生息與共，額葉是主要「運動」皮質來控制肌肉與身體特定區域，與推理、計畫與人格相關。側腦室中央角緊繫頂葉，頂葉是主要「自體感覺」皮質區，負責接收觸覺與壓力等資訊，處理複雜的刺激。側腦室下腳緊繫顳葉，顳葉負責接收處理聽覺訊息，與辨別身分、物體命名與識別。側腦室後腳緊繫枕葉，枕葉接受與處理及理解視覺資訊與世界及語言。

所有需要對外界做出反應的部分，都由大腦負責，例如大腦會思考下一步該做什麼？該如何做？簡單來說，就是支配我們因應外界刺激而產生的有意識行為。

小博士解說

《內經．刺節真邪》：「治厥者，必先熨調和其經，掌與腋（肱動脈），肘與腳（肢動脈），項與脊（椎動脈）以調之，火氣已通，血脈乃行，然後視其病，脈淖澤者，刺而平之；堅緊者，破而散之，氣下乃止，此所謂以解結（血脈滯礙不暢）者也。」

用鍼之類在於「調氣」，氣積於胃，以通營衛，各行其道，宗氣留於海，其下者，注於氣街（動脈—血液循環）；其上者，走於息道（氣管—呼吸）。故厥在於足，宗氣不下，脈中之血，凝而留止，弗之火調（溫熱之），弗能取之。取之寒府穴（陽陵泉穴），在脛骨遠端突出下緣凹陷處，此穴區之脛骨前肌、腓骨第三肌等肌膚枯澀灰黯，其肢體功能越不靈活。千萬記取：「熨而通之」與「轉引而行之」就是養生大法。

大腦皮質與腦脊髓之出力入力

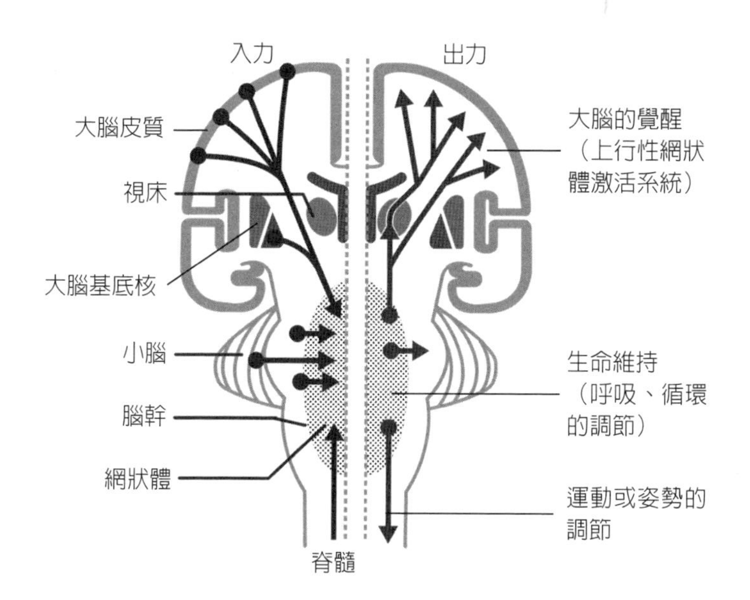

寒府穴即為陽陵泉穴

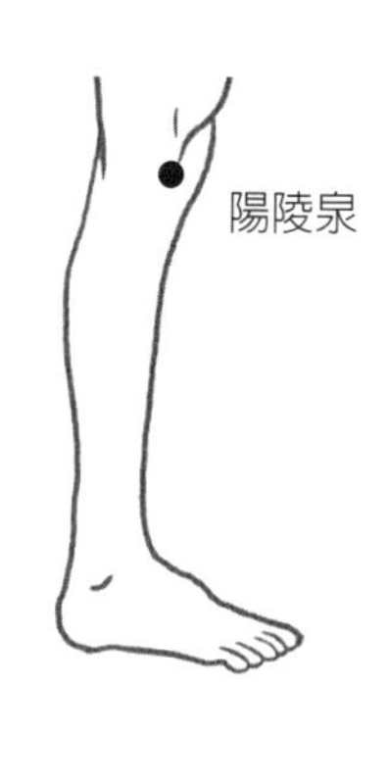

知識補充站

手三陽大絡與腦部之相關性：

1. 左手陽明大絡：腦幹（行動）；右手陽明大絡：大腦皮質（感覺）。
2. 左手少陽大絡：邊緣系統；右手少陽大絡：基底核。
3. 左手太陽大絡：網狀系統；右手太陽大絡：腦下垂體。

迷走神經支配呼吸、消化兩個系統相關的絕大部分器官，以及心臟的感覺、運動、腺體的分泌……等等。身心壓力過大，生活品質又差，必然造成迷走神經損傷，引起循環、消化和呼吸系統功能失調，以及部分臟器傷損。所有精神狀態、情緒管理和情趣氛圍，都影響病情的發展，正向作為者，多能日趨優化，「喜怒不節」者則傷身損命於無形。

1-19 陰氣不足內熱，陽氣有餘外熱

《內經．刺節眞邪》：「徹衣，……是陽氣有餘，而陰氣不足，陰氣不足則內熱（腦下垂體、下視丘），陽氣有餘則外熱（肢體關節、五臟六腑），內熱相搏，熱於懷炭，外畏綿帛近，不可近身，又不可近席。腠理閉塞，則汗不出，舌焦唇槁，腊乾嗌燥，飲食不讓美惡。……取之於其『天府大杼』三痏（手太陽大絡），又刺『中膂』，以去其熱，補『足手太陰』（手陽明大絡）以去其汗，熱去汗稀，疾於徹衣。」取「天府、大杼」，又刺「中膂」，補「足手太陰」，臨床上，因症施治，以脈平為期。

「頭殼壞了」與「硬腦膜」厚而堅韌的雙層膜相關；「硬腦膜」的血管，主要來自「上頜動脈」穿透顱底「棘孔」的「腦膜中動脈」，是提供硬腦膜營養的重要血管。它從顱底的「棘孔」入顱中窩，沿顱骨內面的「腦膜中動脈溝」走行。硬腦膜的血管中，還可能有來自「篩前動脈」與「咽升動脈」的「腦膜前動脈」，以及來自「椎動脈」及「枕動脈」腦膜支的「腦膜後動脈」。

硬腦膜外層是顱骨內面的「骨膜」，硬腦膜外層僅疏鬆的附於顱蓋，特別是在「枕部」與「顳部」（頭髮覆蓋區域的頭皮，膽經脈穴位最多，是診治與針刺非常重要的部位）更疏鬆，稱為「骨膜層」（板障靜脈與導靜脈，交通頭顱骨內外的血脈）。

「硬膜竇」是由硬腦膜骨膜層在特定部位，互相分離而形成的腔隙，在腔隙內面襯有內皮細胞。硬膜竇中，充以靜脈血並於靜脈相續，故稱「靜脈竇」。因其壁厚不易塌陷，是以一旦當損傷，則出血洶湧。

小博士解說

「海綿竇」位於蝶鞍兩側硬腦膜的內側（軟）「腦膜」層與外側（硬）骨內膜層間，其內有許多包著內皮的纖維小梁，將腔隙分隔成許多相互交通的小腔，使之狀如海綿而得名。海綿竇左右由垂體前、後下方的海綿間前竇、海綿間後竇和海綿間下竇相連通。海綿竇內又有頸內動脈、動眼神經、外展神經、滑車神經和眼神經通過。海綿靜脈竇經眼靜脈與面靜脈相通，穿過卵圓孔和頸靜脈管的導靜脈，與翼狀靜脈叢和咽靜脈叢相通，並經基底靜脈叢與脊髓靜脈相通；腦下垂體與下視丘及視神經等，與之為伍。換言之，海綿竇與諸多神經系統、動脈靜脈，以及多項人體功能密不可分，一旦受損，顯見影響健康至鉅。

腦脊髓液之循環（從腦室到蜘蛛網膜下腔）

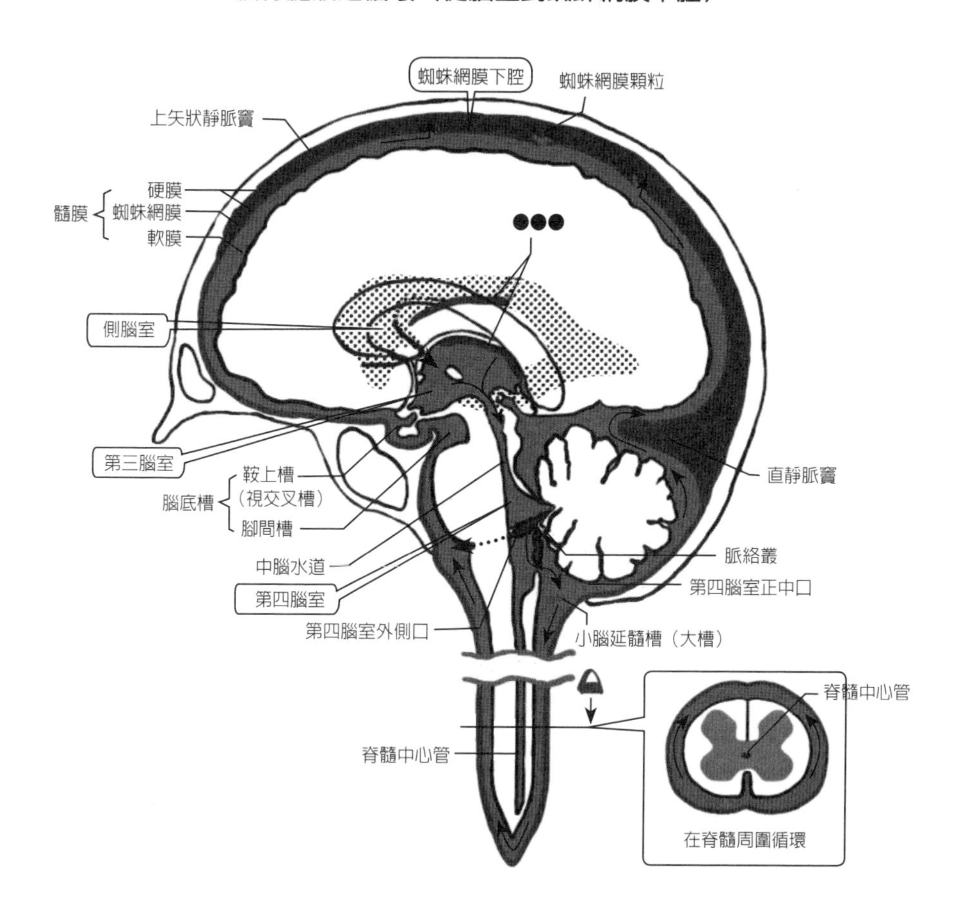

✚ 知識補充站

手三陽大絡與腦脊髓系統之相關性：

1. 左手陽明大絡：左側腦室（大腦）；右手陽明大絡：室間孔（大腦到間腦）。
2. 左手少陽大絡：間腦（上視丘、視丘、下視丘）；右手少陽大絡：第三腦室（連絡室間孔與中腦導水管）。
3. 左手太陽大絡：中腦導水管（連絡第三腦室與第四腦室）；右手太陽大絡：第四腦室（中腦導水管與脊髓中心管和蜘蛛膜下顆粒層）。

1-20 振埃、發矇、去爪、徹衣、解惑

《內經．刺節眞邪》：「固有五衛，一曰振埃，二曰發矇，三曰去爪，四曰徹衣，五曰解惑。……振埃者，刺外經，去陽病也；發矇者，刺府俞，去府病也；去爪者，刺關節肢絡也；徹衣者，盡刺諸陽之奇俞也；解惑者，盡知調陰陽，補瀉有餘不足，相傾移也。」

「發矇，……刺此者，必於日中，刺其聽宮，中其眸子，聲聞於耳，此其俞也（手太陽大絡）。刺邪以手堅按其兩鼻竅而疾偃其聲，必應於鍼也。……去爪者，刺關節肢絡也（手少陽大絡）。……徹衣者，盡刺諸陽之奇輸也（手陽明大絡）。……解惑者，盡知調陰陽，瀉其有餘，補其不足，陰陽平復（手三陽大絡）。」

針刺法有所謂的五節，每種方法有其針刺原則和具體實施方法，以因應不同的適應證，爲求療效各有針刺部位。雖是古法，以古鑑今，迄今仍具有一定的臨床指導意義。

認識手三陽大絡相應病證：

1. 手陽明大絡：陽明病「胃家實」，腹滿食不下或自利（消化）。
2. 手少陽大絡：「口」苦「咽」乾、「目眩」消渴氣衝心（排泄）。
3. 手太陽大絡：脈浮「頭項」，強痛而惡寒或脈細欲寐（血液循環）。

小博士解說

日常消化或排泄不順暢、腹脹、胸悶、肩臂疼痛、腰腳疼痛等，先檢查左、右手之三陽大絡，以輔助診斷。

觸摸之，比較最塌陷或壓按最疼痛者，都會感應所屬臟腑經脈問題，頸肩疼痛，不論是落枕、五十肩、技擊運動傷損、跌打損傷……等，如是單一大絡區（左或右）最塌陷或疼痛感最強烈，同時即有相對應的問題：振埃（皮毛之病、感冒風寒）、發矇（七竅之病、腦神經衰弱）、去爪（肢節之病、周圍神經傳遞有礙）、徹衣（感染之病、中樞神經傳遞有礙）、解惑（情志之病、腦脊髓分泌或循環有礙）。

左手太陽大絡最塌陷或最疼痛：多屬實證，感應小腸與膀胱兩經脈；壓按中極穴相當疼痛，左側天窗穴與天柱穴皆疼痛。病痛不嚴重者，揉按左太陽大絡或申脈穴，採取瀉法，從掌骨縫向指骨縫推揉，並配合吸氣迅速推揉，呼氣動作暫停，針對怕針刺與不吃藥的患者，此治療方法最有效。

右手太陽大絡最塌陷或最疼痛：多屬虛證，感應小腸與膀胱兩經脈；壓按中極穴稍有痛感，右側天窗穴與天柱穴皆疼痛。病痛不嚴重者，揉按右太陽大絡或申脈穴，採取補法，從指骨縫向掌骨縫推揉，並配合呼氣緩慢推揉，吸氣動作暫停，同樣的，怕針刺與不吃藥的患者，此治療方法亦最有效。

申脈穴

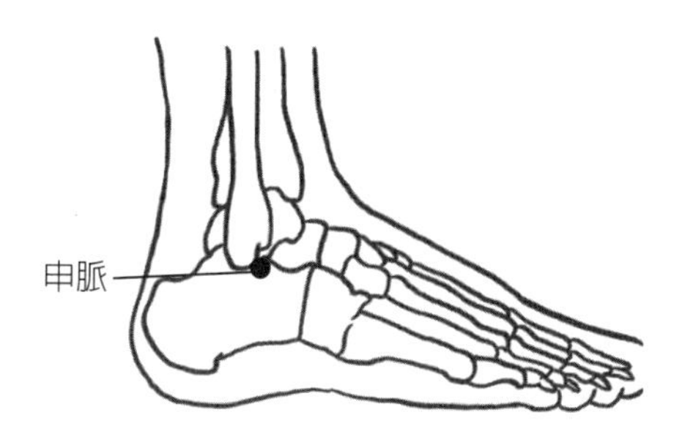

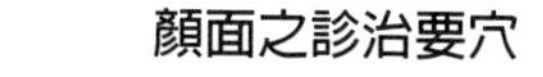

顏面之診治要穴

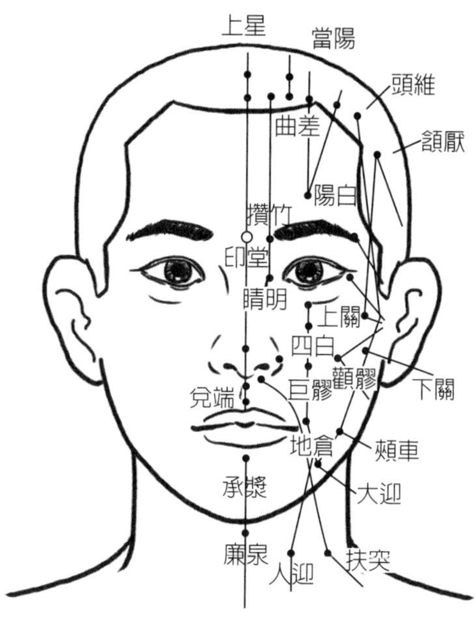

✚ 知識補充站

《內經‧五色》：「五色獨決於明堂」，消化器官的疾病是逐漸形成的，明堂（鼻唇）周圍皮表、色澤、組織……，都會隨著病況發展而改變；這也是臉部望診的重點部位。

《內經‧經脈》：「胃經脈起於鼻之交頞中（承泣穴），旁約太陽之脈（睛明穴屬膀胱經脈——手太陽大絡），下循鼻外（迎香穴屬大腸經脈——手陽明大絡），入上齒中（人中穴屬督脈），還出挾口，環唇下（地倉穴），交承漿（屬任脈），卻循頤後下廉，出大迎（穴），循頰車（穴），上耳前（下關穴），過客主人（上關穴屬膽經脈——手少陽大絡），循髮際（頭維穴）至額顱（神庭穴屬督脈）；其支者，從大迎前下人迎，循喉嚨（水突穴與氣舍穴）入缺盆。」

胃經脈循行路徑宛如顏面靜脈與頸外靜脈之分布，從頭面回心臟，消化不良則顏面無華，嚴重時鼻唇色灰黑，下唇紅腫或乾裂，以至於紫黑乾澀；胃經脈循行路線過程中，含括諸多相關的生理功能與作業。

1-21 臨床入門

醫者臨證，進行望、聞、問、切四診之餘，加上觸按診雙手之三陽大絡，其診斷之精確度將大大提升；同時，雙手三陽大絡兼具治療之功能。

首先仔細檢查左、右手三陽大絡：食指與中指間爲手陽明大絡、中指與無名指間爲手少陽大絡、無名指與小指間爲手太陽大絡。比較出左右手三陽大絡，觸摸最塌陷或壓按最疼痛者，會感應所屬臟腑經脈的問題。

左手少陽大絡最塌陷或最疼痛：多感應降結腸與 S2～4 骶神經叢，左天樞及不容穴、肝俞、膽俞按之皆疼痛，通常，病痛嚴重的時候，針對左手少陽大絡或太衝，採取瀉法，從掌骨順序向指骨縫針刺之，並配合吸氣迅速進針，呼氣緩慢出針，齊刺或揚刺之。思考用方：逍遙散、柴胡疏肝湯。

病痛不嚴重的時候，揉按左手少陽大或絕骨穴，採取瀉法，從掌骨縫推揉向指骨縫，並配合吸氣迅速推揉，呼氣動作暫停，對怕針與不吃藥的病人，是最有效的治療方法。

右手少陽大絡最塌陷或最疼痛：多感應升結腸與迷走神經，右天樞天及不容穴、肝俞、膽俞皆疼痛，通常，病痛嚴重的時候，針對右手少陽大絡或太衝，採取補法，從指骨縫順序向掌骨縫，並配合呼氣緩慢進針，吸氣迅速出針，齊刺或揚刺之。思考用方：補中益氣湯、柴胡桂枝湯。

病痛不嚴重的時候，揉按右手少陽大絡或絕骨穴，採取補法，從指骨縫推揉向掌骨縫，並配合呼氣緩慢推揉，呼氣動作暫停，對怕針與不吃藥的病人，是最有效的治療方法。

小博士解說

右手陽明大絡最塌陷或最疼痛：感應降結腸與 S2～4 骶神經叢；壓按右扶突穴較左扶突穴疼痛，左天樞穴較右天樞穴疼痛；病痛不嚴重，揉按右手陽明大絡或右合谷或右曲池，採取瀉法，從掌骨縫推揉向指骨縫，配合吸氣迅速推揉，呼氣動作暫停，對怕針與不吃藥的病人，是最有效的治療方法。

左手陽明大絡最塌陷或最疼痛：感應著升結腸與迷走神經；壓按左扶突穴較右扶突穴疼痛，同時右天樞穴較左天樞穴疼痛；病痛不嚴重，揉按左手陽明大絡或左合谷或左曲池，採取補法，從指骨縫推揉向掌骨縫，並配合呼氣緩慢推揉，呼氣動作暫停。

腸系動脈圖

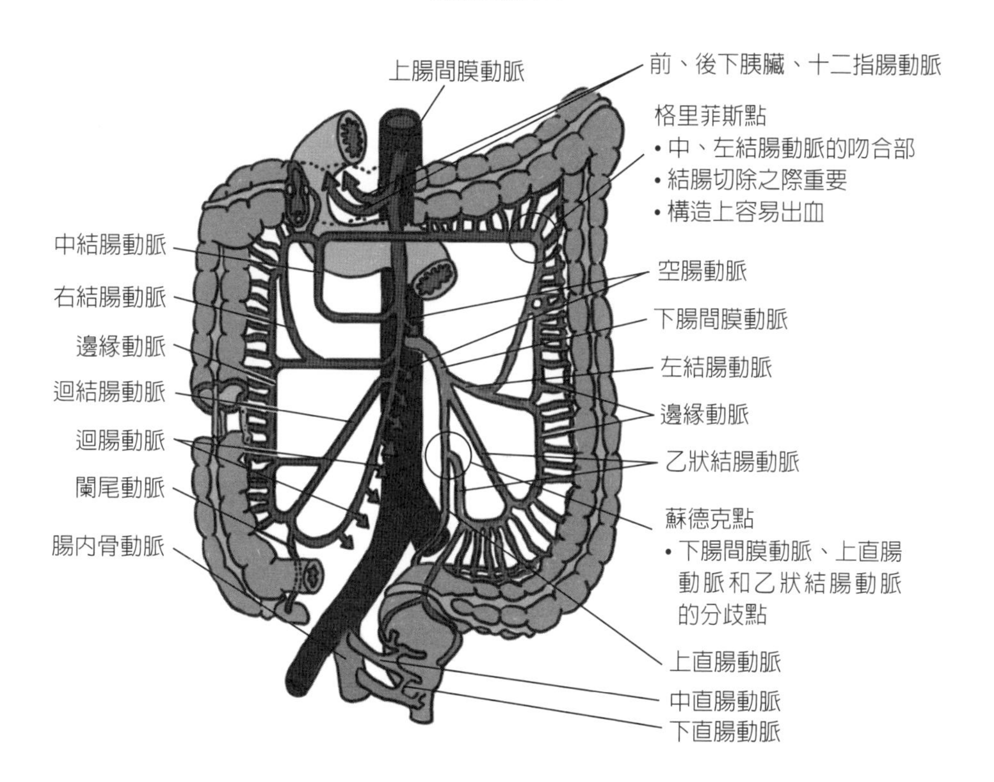

✚ 知識補充站

左手太陽大絡最塌陷或最疼痛：多感應小腸俞、膀胱俞、中極穴及天窗穴、天柱穴，以上穴位按之皆疼痛。通常，病痛嚴重的時候，針刺左手太陽大絡或崑崙，採取瀉法，從掌骨順序向指骨縫針刺之，並配合吸氣迅速進針，呼氣緩慢出針，齊刺或揚刺之。

右手太陽大絡最塌陷或最疼痛：多感應小腸俞、膀胱俞、中極穴及天窗穴、天柱穴，以上穴位按之皆疼痛。通常，病痛嚴重的時候，針刺右手太陽大絡或崑崙，採取補法，從指骨縫順序向掌骨縫，並配合呼氣緩慢進針，吸氣迅速出針，齊刺或揚刺之。

第 2 章

頭肩頸腰背痛與三陽大絡

2-1 衝頭痛之頭痛

2-2 頭項脊痛善恐與骨厥

2-3 厥頭痛面若腫起而煩心

2-4 厥頭痛貞貞頭重而痛

2-5 厥頭痛意善忘按之不得

2-6 厥頭痛項先痛腰脊為應

2-7 厥頭痛甚耳前後脈湧有熱

2-8 頭脈痛心悲善泣

2-9 頭痛不可取於腧者

2-10 頭痛不可刺者大痺為惡

2-11 真頭痛甚腦盡痛

2-12 腰痛引項脊尻背如重狀

2-13 腰痛引脊內廉、如張弓弩弦

2-14 腰痛如小錘居其中

2-15 腰痛不可以俛仰

2-16 腰痛熱甚生煩、腰下如有橫木

2-17 腰痛至頭几几然目䀮䀮然

2-18 腰痛如引帶、便難、腹滿、控眇

2-1 衝頭痛之頭痛

《內經・經脈》論症膀胱經脈是動則病：「衝頭痛」、「目似脫」、「項如拔」、「脊痛」、「腰似折」、「髀不可以曲」、「膕如結」、「踹如裂」，是爲「踝厥」。是主筋所生病者，痔、瘧、狂、癲疾、「頭顖項痛」，目黃淚出、鼽衄、「項背腰尻膕踹腳皆痛」，「小趾不用」。衝頭痛之頭痛一循環系統。

長期焦慮者，其精神刺激，通過下視丘，至腦下垂體，達腎上腺皮質軸，使「腎上腺素」分泌增加，心率加快，心輸出量（每分鐘心室輸出的血量）增加，收縮壓增高，引起高血壓。宜小續命湯，主要感應京門穴區，其診治多以手太陽大絡爲主。

臨床上，高血壓前期的頭痛，與「膀胱經脈」是動則病相關，預警機制爲若有若無的「衝頭痛」、「脊痛」、「腰似折」或「踝厥」。膀胱經脈主「筋」（攸關肌肉骨節，以及活動、運動或勞動的量）所生病，「頭顖項痛」、「項、背、腰、尻、膕踹、腳皆痛」。

高血壓後續的頭脊疼痛，與腎經脈相關。主腎所生病者，症狀如若有若無的「脊股內後廉痛」、「足下熱而痛」。

腳背上有膀胱經脈、膽經脈、胃經脈、肝經脈與脾經脈。腎經脈從腳小趾外側膀胱經脈的至陰穴到腳底的湧泉穴；至陰穴與湧泉穴皮膚、肌肉的顏色狀況，反應其營養、腎氣，及精氣神，其診治多以足三陽大絡爲主。

《內經・熱病》熱病五十九俞，手指與腳趾的縫隙，所有的滎穴與俞穴，臨床上都可歸依於手三陽大絡與足三陽大絡。

恥骨旁開二寸半有急脈穴，急脈穴下三寸有足五里穴（同屬肝經脈），屬內收長肌。開始走路時運用到胃經脈的足三里；走到累時，即會牽制到足五里。足三里如光澤亮麗能活百歲（比喻長壽）。反之，足三里穴區越乾澀，胃就越不好。大腸好，胃才會好，胃與大腸有因果關係，其中一器官有恙，另一器官也會隨之逐漸敗壞。臨床上，歸依於手陽明大絡與足陽明大絡。

小博士解說

於《傷寒論》中「飢不欲食」，見於「厥陰之為病，消渴，氣上衝心，心中疼熱，「飢不欲食」，食則吐蚘，下之利不止，是烏梅丸主治。」此症狀常肇因於新陳代謝系統出問題，其診治多以手少陽大絡為主。

《內經・經脈》腎經脈是動則病：「『飢不欲食』，面如漆柴，咳唾則有血，喝喝而喘，坐而欲起，心如懸若飢狀。」兩者的病狀大不相同，腎經脈是動病之「飢不欲食」，適宜真武湯等，此多肇因於內分泌之分泌或循環出問題，多以手太陽大絡為其主要診治區。

肝經脈

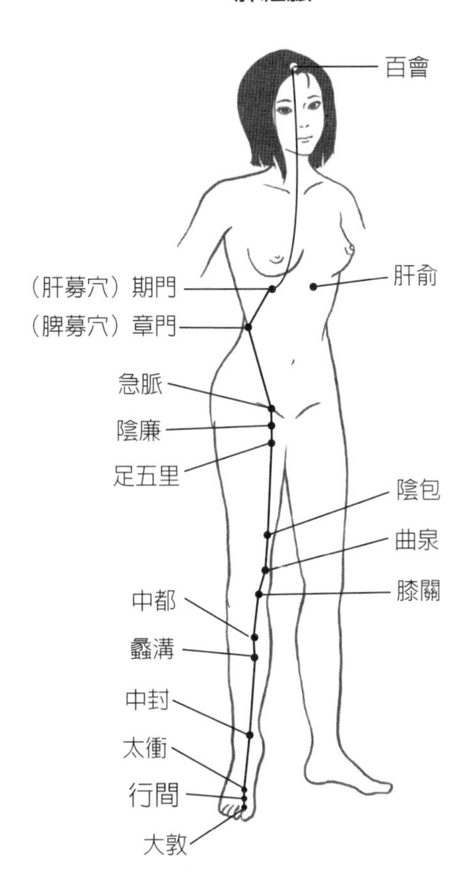

✚ 知識補充站

腎上腺髓質激素於安靜狀態時，分泌量很少。然於緊急情況時，分泌量則增多。腎上腺髓質激素能促進機體的警覺性，使神經興奮，提高反應靈敏度，供氧、供血量增加，血糖升高，加速醣類和脂肪的分解，以利提供更多的能量，做好準備「應急」的工作。

2-2 頭項脊痛善恐與骨厥

《內經．經脈》論症腎經脈是動則病：「飢不欲食」、面如漆柴，咳唾則有血，喝喝而喘，坐而欲起，目䀮䀮如無所見，心如懸若飢狀。氣不足則「善恐」，心惕惕如人將捕之，是爲「骨厥」。是主腎所生病者，口熱、舌乾、咽腫、上氣、嗌乾及痛、「煩心」、心痛、黃疸、腸澼，「脊（脊椎與脊髓）股內後廉痛」、「痿厥」、「嗜臥」、「足下熱而痛」。腎經脈貫脊椎與脊髓，其主腎所生病致「脊、股內後廉痛」，可引至頭痛，多以手太陽大絡爲主診治區。

氣不足則「善恐」，心惕惕如人將捕之，是爲「骨厥」；此症狀，與內分泌系統相關，多以手太陽大絡爲主診治區。

腎經脈病者「脊、股內後廉痛」、「痿厥嗜臥」、「足下熱而痛」，微怒而壓抑的精神刺激，會啓動「正腎上腺素」分泌作用，使周圍血管阻力增高，「舒張壓」上升，導致高血壓，感應腎俞穴區，宜大秦艽湯，其病症多以右手太陽大絡爲主診治區。

與腎經脈互爲表裡的膀胱經脈，是動則病「衝頭痛」、目似脫、項如拔、「脊痛」、腰似折、髀不可以曲，膕如結，踹如裂，是爲「踝厥」。是主筋所生病者，痔、瘧，狂、癲疾、頭顖項痛、目黃、淚出、鼽衄，「項、背、腰、尻、膕踹、腳皆痛」，小趾不用。關係著腎上腺皮質之分泌與循環（享受與生活、腎氣湯），其病多以左手太陽大絡爲主診治區。

腎經脈，是主腎所生病者，「脊、股內後廉痛」、痿厥嗜臥、足下熱而痛，與腎上腺髓質相關（戰鬥與生存、眞武湯）。腎上腺主要由腎上腺髓質和皮質組成；這兩類內分泌細胞，均受中樞神經系統發出的訊號所控制，其病症多以右手太陽大絡爲主診治區。

小博士解說

腎上腺合成類固醇激素；腎上腺髓質是腎上腺的核心部分，被皮質所包圍。髓質內的「嗜鉻細胞」是血液中腎上腺素和正腎上腺素的主要來源。正腎上腺素在中樞神經系統內廣泛分布，含量較多，而腎上腺素含量相對較少。

嗜鉻細胞由酪胺酸經酵素反應生成荷爾蒙，經交感神經觸發後釋放到血液中，控制人在面對狀況時選擇戰鬥或逃跑的反應，這是主要存在於哺乳動物腎上腺髓質中的神經內分泌細胞；它們具有多種功能，如對壓力做出反應、監測體內二氧化碳和氧氣的濃度、維持呼吸並調節血壓。

腎上腺髓質細胞為特化的交感神經細胞，腎上腺髓質細胞沒有明顯的神經突觸，而是直接將神經傳導物質分泌到血液中。腎上腺髓質是血液中多巴胺（快樂的因子，過多則樂極生悲）的主要來源之一。

腎足少陰

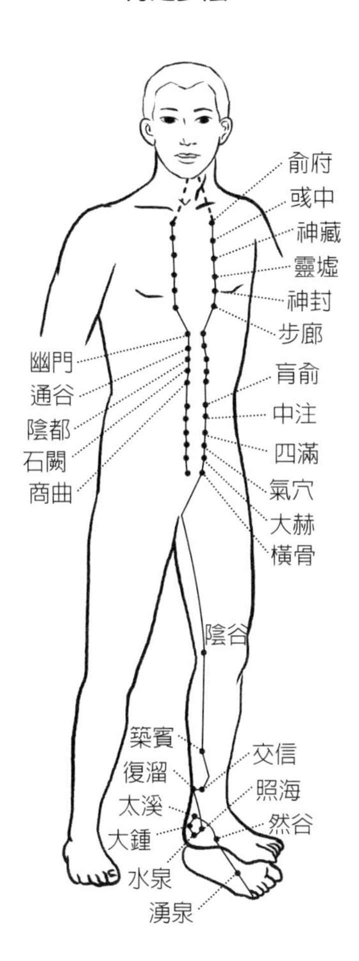

✚ 知識補充站

腎上腺髓質激素的分泌主要受交感神經調節，在交感神經興奮時，促使髓質激素分泌增多，構成交感，屬腎上腺髓質系統。腎上腺素和正腎上腺素，均為兒茶酚胺激素，作用相似而強弱不同。

腎上腺素加強心肌力，使心跳加強加快，心輸出量明顯增加，提高收縮壓；腎上腺素使心臟和骨骼肌的血管擴張，皮膚和內臟血管收縮，對整體的外周阻力影響不大；腎上腺素具有使支氣管、胃腸道等內臟平滑肌鬆弛，及使瞳孔放大、豎毛肌收縮等作用；正腎上腺素也有這些作用，但不如腎上腺素作用力強。

2-3 厥頭痛面若腫起而煩心

《內經．厥病》：「厥頭痛，面若腫起而煩心，取之足陽明太陰。」多屬循環系統問題，多以手陽明大絡爲主診治區。

手三陽之脈，因風寒留滯而不行，則壅逆而衝於頭，故爲厥頭痛。

《內經．經脈》：「足陽明之別，名曰豐隆，去踝八寸，別走太陰；其別者，循脛骨外廉，上絡頭項，合諸經之氣，下絡喉嗌。其病氣逆則喉痺瘁瘖，實則狂癲，虛則『足不收，脛枯』。」與消化系統相關，多以手陽明大絡爲主診治區。

《內經．經脈》：「足太陽之別，名曰飛揚，去踝七寸，別走少陰。實則鼽窒、『頭背痛』；虛則鼽衄。」與腰、背相關，多以手太陽大絡爲主診治區。

「足少陽之別，名曰光明，去踝五寸，別走厥陰，下絡足跗。實則厥，虛則『痿躄』，坐不能起。」與肩、脇相關，多以手少陽大絡爲主診治區。

「足少陰之別，名曰大鍾，當踝後繞跟，別走太陽；其別者，並經上走於心包下，外貫腰脊。其病氣逆則煩悶，實則閉癃，虛則『腰痛』。」與腰脊及膝踝相關，多以手太陽大絡爲主診治區。

「督脈之別，名曰長強，挾膂上項，散頭上，下當肩胛左右，別走太陽，入貫膂。實則脊強，虛則頭重，高搖之，挾脊之有過者。」與肩胛、脊椎、脊髓相關，多以手太陽大絡爲主診治區。

「手心主之別，名曰內關。去腕二寸，出於兩筋之間，循經以上，系於心包絡。心系實則心痛，虛則爲頭強。」與胸腔、脊背相關，多以手少陽大絡爲主診治區。

「手陽明之別，名曰偏歷。去腕三寸，別入太陰；其別者，上循臂，乘肩髃，上曲頰傷齒；其別者，入耳（第八對腦神經聽神經、第十對腦神經迷走神經，都會受影響，導致頭痛），合於宗脈。實則齲聾，虛則齒寒痺隔。」與聽力、頭項相關，多以手陽明大絡爲主診治區。

「脾之大絡，名曰大包，出淵腋下三寸，布胸脇。實則『身盡痛』（包括頭痛），虛則『百節盡皆縱』。此脈若罷絡之血者，皆取之脾之大絡脈也。」與肢體、關節相關，多以手陽明大絡爲主診治區。

小博士解說

腎上腺素搶救過敏性休克、心臟停跳與支氣管哮喘等症狀；腎上腺素可促進醣原和脂肪分解，增加組織耗氧量及產熱量。多以右手太陽大絡為主診治區。

正腎上腺素搶救急性低血壓和周圍血管擴張引起的休克等。正腎上腺素對心臟作用較弱，使心跳頻率減慢；對除冠狀脈之外的全身血管起強烈的收縮作用，使外周阻力增加，導致舒張壓、收縮壓均明顯增高。正腎上腺素在中樞神經系統內分布廣泛，含量較多。其病症多以左手太陽大絡為主診治區。

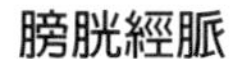

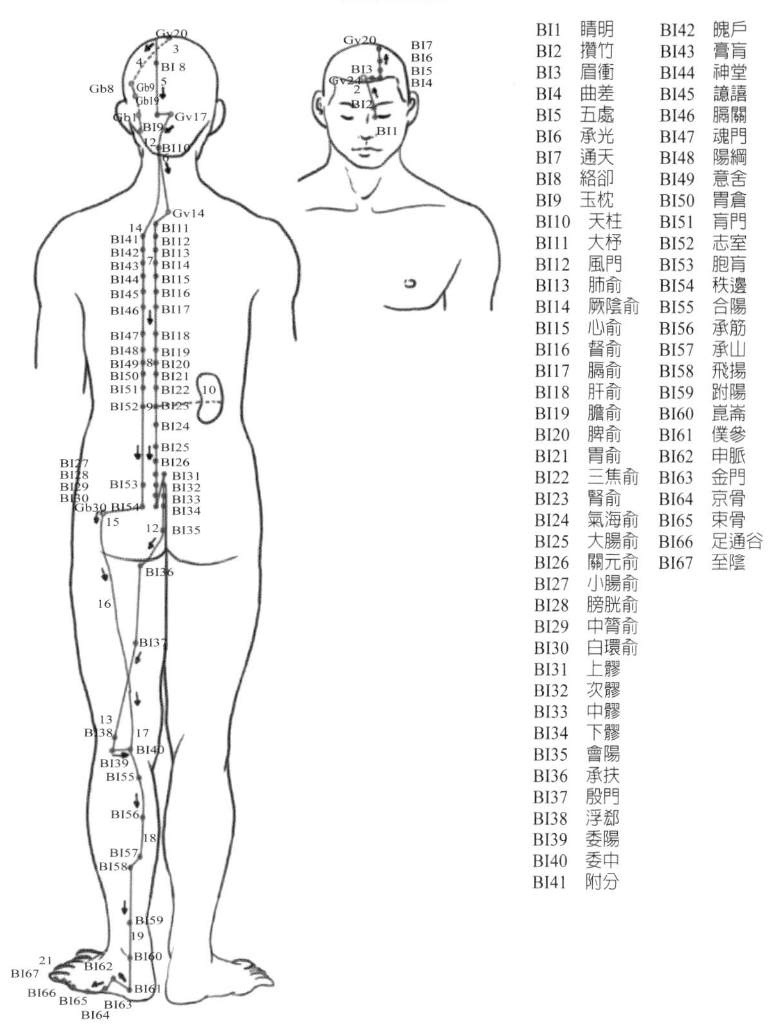

✚ 知識補充站

「膀胱經脈」似硬腦膜靜脈，餵養頭骨和耳廓；膀胱經脈「上額交巔，支者從巔至耳上角，直者從巔入絡腦。」其病依證多以左、右手太陽大絡為主診治區。

「肝經脈」似「蜘蛛網膜」和「軟腦膜」，滋養大腦（回饋），從頸靜脈孔回心臟。肝經脈似頸動脈，經破裂孔灌養整個頭顱；其病依證多以左、右手少陽大絡為主診治區。

胃經脈「循髮際至額顱」，與大腦皮質、腦下垂體、下視丘等組織的整體運作緊密相關，其病依證多以左、右手陽明大絡為主診治區。

2-4 厥頭痛貞貞頭重而痛

《內經．厥病》：「厥頭痛，貞貞頭重而痛，瀉頭上五行，行五，先取手少陰，後取足少陰。」依證取左、右手太陽大絡爲主診治區。

《內經．經脈》：「膀胱足太陽之脈，起於目內眥，上額（大腦皮質額葉），交巓（大腦皮質頂葉）。」「其支者，從巓至耳上角（大腦皮質顳葉）。」「其直者，從巓入絡腦，還出別下項（大腦皮質枕葉）。」

「循肩髆內，挾脊（椎外靜脈系統），抵腰中，入循膂，絡腎屬膀胱。」「其支者，從腰中下挾脊（腰尻神經系統），貫臀，入膕中。」「其支者，從髆內左右，別下，貫胛，挾脊內（椎內靜脈系統），過髀樞，循髀外，從後廉下合膕中，以下貫踹內，出外踝之後，循京骨，至小趾外側。」

膀胱經脈「是動則病衝頭痛，目似脫，項如拔，脊痛，腰似折，髀不可以曲，膕如結，踹如裂，是爲踝厥。」依證取左、右手太陽大絡爲主診治區。

「是主筋所生病者，痔、瘧、狂、癲疾，頭顖項痛，目黃、淚出、鼽衄，項、背、腰、尻、膕踹、腳皆痛，小趾不用。」依證取左、右手太陽大絡爲主診治區。

《內經．經脈》：「肝足厥陰之脈，起於大趾叢毛之際，……上膕內廉，循股陰，入毛中，過陰器，……循喉嚨之後，上入頏顙，連目系，上出額，與督脈會於巓：……其支者，復從肝，別貫膈，上注肺。」「是動則病腰痛不可以俛仰，丈夫㿉疝，婦人少腹腫，甚則嗌乾，面塵脫色。是主肝所生病者，胸滿、嘔逆、飧泄、狐疝、遺溺、閉癃。」依證取左、右手少陽大絡爲主診治區。

《內經．經脈》：「脾足太陰之脈，起於大趾之端，……上膈，挾咽，連舌本，散舌下；其支者，復從胃，別上膈，注心中。是動則病舌本強，食則嘔，胃脘痛，腹脹善噫，得後與氣則快然如衰，身體皆重。」依證取左、右手陽明大絡爲主診治區。

小博士解說

《內經．脈要精微論》：「頭傾視深，精神將奪矣。」頭垂不能抬，眼下陷而無光彩，乃精氣神衰微矣！「傾」觀察脊椎（脊髓液與神經）與督脈、膀胱經脈；「深」審視臟腑功能（血液與內分泌）與任脈、肝經脈。

「頭傾」是腦幹與第五至第十二對腦神經有情況的反應，「視深」是氣血脈絡與第一至第六對腦神經有情況的反應。換言之，「頭傾」又反應腦幹與「膀胱經脈」的情況，以左或右太陽大絡為主診治區。「視深」則反應氣血脈絡與「胃經脈」、「肝經脈」的狀況。依證取左、右手陽明大絡或少陽大絡為主診治區。

大腦邊緣系統的構造

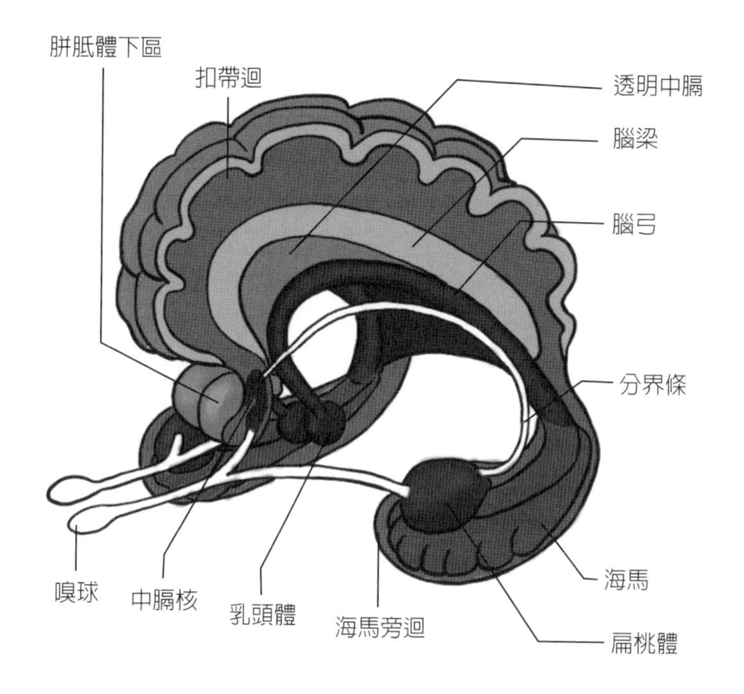

✚ 知識補充站

「膀胱經脈」似硬腦膜靜脈，滋養頭骨和耳廓；膀胱經脈「上額交巔，支者從巔至耳上角，直者從巔入絡腦。」其病依證多以左、右手太陽大絡為主診治區。

「肝經脈」似「蜘蛛網膜」和「軟腦膜」，滋養大腦（回饋），從頸靜脈孔回心臟。肝經脈似頸動脈，經破裂孔灌養整個頭顱；其病依證多以左、右手少陽大絡為主診治區。

「膽經脈」與大腦皮質顳葉、海馬迴相關，影響情緒與記憶網絡之運作，其病依證多以左、右手少陽大絡為主診治區。

「胃經脈」之循行深入整個額顱，與大腦皮質、腦下垂體、下視丘、胼胝體、穹窿等組織的整體運作緊密相關，其病依證多以左、右手陽明大絡為主診治區。

2-5 厥頭痛意善忘按之不得

《經脈．厥病》：「厥頭痛，意善忘，按之不得，取頭面左右動脈，後取足太陰。」「硬腦膜」外層在頭顱的「縫」（冠狀縫、人字縫與矢狀縫）與「顱底」（巔頂骨）附著非常牢固，很難分離。顱內無硬膜內腔。這些部位就是《內經．熱病論》與《內經．水熱穴論》頭上五行的診治與針刺非常重要的部位，以督脈穴位爲主，膀胱經脈穴位與膽經脈穴位爲輔，是近代防治重大疾病的要穴區。選取壓按最痛的大絡，以動氣針法針之，對改善「硬腦膜」的血管系統循環，常有奇效！

頭顱部導靜脈與板障靜脈，「心臟」收縮越快時，就啓動加速作業，此時，全身的動脈與脊髓液是如海浪潮水般推動著，健常者三部九候皆穩和有力；反之，患病越多越嚴重者脈動越見失常，尤其是頭顱部的靜脈叢（不同於導靜脈與板障靜脈，硬腦膜靜脈竇不會扁塌）。最後，連接到頸內靜脈與頸外靜脈，直接將靜脈血送回心臟，頭顱部的靜脈叢（本身沒有輸送動力）貼著腦動脈與腦神經跳動，心臟收縮時就是要排空頭顱部靜脈叢的血液，讓腦子輕輕鬆鬆；心臟舒張時是要血液充滿頭顱部的靜脈叢。當頭痛欲裂的時候，就是如此的跳動，一時的頭痛、胸痛或腰腹痛，若見委中、委陽或陰谷穴區有青黑血絡，刺之，十之八九都有一針見血、立竿見影之效果。

小博士解說

腦幹網狀系統位於延髓中央，橋腦被蓋和中腦等掌控肌肉緊張的維持、心臟反射、覺醒和注意力與隨意運動的協調。自延髓和腦橋的資訊向下傳送到脊髓，稱「下行網狀結構」；傳送到整個大腦皮層的稱「上行網狀結構」。

腦幹網狀系統——下行系統（足三陽經脈）：

1. 胃經脈起於鼻目之間，與腎上腺皮質最外層的皮質細胞相關，分泌醛固酮，調節人體中水及電解質濃度，多以手陽明大絡為主診治區。
2. 膽經脈起於目內眥，與腎上腺皮質中層細胞相關，屬於下視丘—腦垂體—腎上腺軸，體內合成醣皮質素。多以手少陽大絡為主診治區。
3. 膀胱經脈起於目內眥，關係腎上腺皮質最內層細胞，影響男性荷爾蒙（如睪固酮）之製造。多以手太陽大絡為主診治區。

腦幹網狀系統——上行系統（足三陰經脈）：

1. 腎經脈起於小趾之下，與小隱靜脈與腹股溝深層淋巴結息息相關。多以手太陽大絡為主診治區。
2. 脾經脈起於大拇趾內側，關係乳糜池與胸管，多以手陽明大絡為主診治區。
3. 肝經脈起於大拇趾叢毛之際，與大隱靜脈與腹股溝深層淋巴結循環密切相關，多以手少陽大絡為主診治區。

側腦室與上矢狀靜脈竇

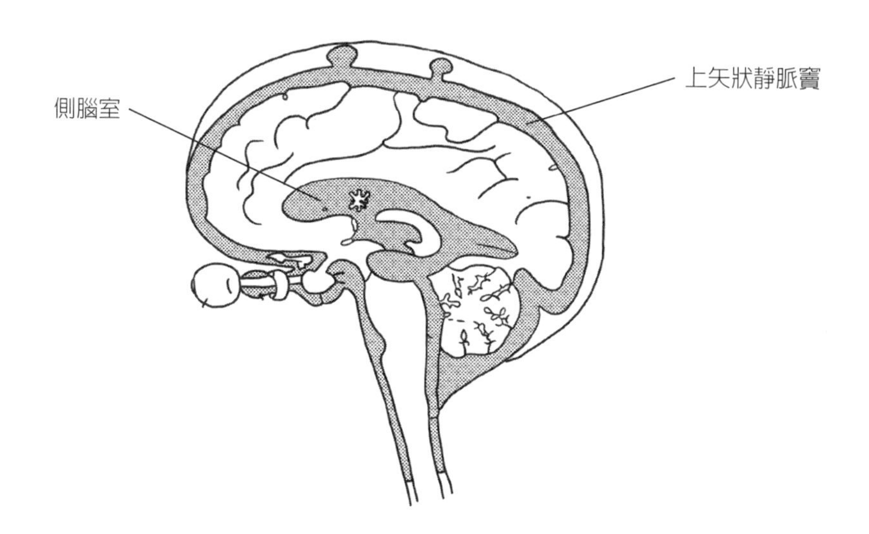

✚ 知識補充站

《內經．厥病》：「厥頭痛，意善忘，按之不得。」臨床上，「厥頭痛，意難忘，按之即得。」

大腦皮質分四區，最大的額葉負責「認知」和「動作」，頂葉是「整合」感覺資訊，顳葉處理「聲音」和語言，枕葉負責「視覺」區。胼胝體內的纖維包含連接兩個大腦半球各葉的纖維。胼胝體前部主要包含連接兩側額葉的纖維，大腦皮質額葉負責「認知」與「決策」。膀胱經脈與胃經脈主控硬腦膜靜脈，「餵養」頭骨和耳廓及「意志」，牽繫著腦下垂體與下視丘和腎上激素的運作。「厥頭痛，意善忘」是用腦無法專一，胼胝體前部與大腦皮質額葉及腦穹窿的運作失常，大腦皮質與胼胝體及穹窿和乳頭體層層疊疊；虛者「厥頭痛，意善忘，按之不得。」實者「厥頭痛，意難忘，按之即得。」

「硬腦膜前動脈」來自頸動脈與頭臂動脈；「腦膜前動脈」來自頸動脈「咽升動脈」和「篩前動脈」，牽繫著大腸經脈與胃經脈，其病多反應在左、右手陽明大絡。

「腦膜中動脈」來自顱底「棘孔」的頸動脈，牽繫著三焦經脈與膽經脈，其病多反應在左、右手少陽大絡。

「腦膜後動脈」來自頸動脈的頭臂動脈的「椎動脈」及「枕動脈」，牽繫著小腸經脈與膀胱經脈，其病多反應在左、右手太陽大絡。

2-6 厥頭痛項先痛腰脊為應

《內經．厥病》：「厥頭痛，項先痛，腰脊爲應，先取天柱，後取足太陽。」此頭痛症狀，不但漸次引痛至項背、腰脊，且與左、右手太陽大絡相應；同時，依證取左、右手太陽大絡，都能見效。

督脈貫注於腦，脊椎骨與腦脊髓是我們人類賴以維生的主軸，活生生與衰老退化、疾病，人體因應老化與病化的對策極爲複雜。

《內經》論及頭上五行有兩組穴群。《水熱穴論》：周圍神經系統，上星、顖會、前頂、百會、後頂各一穴，五處、承光、通天、絡卻、玉枕、臨泣、目窗、正營、承靈、腦空各二穴，共二十五穴；多以左、右手太陽大絡爲感應。

《內經．熱病論》：中樞神經系統，廉泉、神庭、顖會、百會、風府各一穴，風池、天柱各二穴，上星旁開零點三寸各三穴，前頂後半寸，再旁開零點三寸各五穴，共二十五穴；多以左、右手太陽大絡爲感應。

《諸病源候論》提及：「苦小腹滿、身體盡黃、額上反黑，足下熱，大便黑。是夫黃疸、酒疸、女勞疸，久久多變惟黑疸。」額上發黑是腦部與額頭上的靜脈回流心臟不良。表面上，是頭部翼狀靜脈叢、導靜脈與板障靜脈等回流心臟不通暢；更深入，是頭內動脈無法養護腦部組織（大腦皮質、腦下垂體與下視丘等）。層層波浪效應，頭顱骨會枯乾，頭部長瘡疹，腹腔內器官組織運作也隨之不順暢。多以左、右手陽明大絡爲感應。

腎經脈「是動則病飢不欲食，面如漆柴，咳唾則有血，喝喝而喘，坐而欲起，目䀮䀮如無所見，心如懸若飢狀。氣不足則善恐，心惕惕如人將捕之，是爲骨厥。是主腎所生病者，口熱，舌乾，咽腫，上氣，嗌乾及痛，煩心，心痛，黃疸，腸澼，脊股內後廉痛，痿厥，嗜臥，足下熱而痛。」此「脊股內後廉痛」也會引痛至背部、腰脊。多以左、右手太陽大絡爲感應。

小博士解說

督脈從腦轉出左、右頸部之後，再下項、肩部，內挾脊內行，至腰脊部入腎。大椎在第七頸椎（即隆椎）與第一胸椎之間；年歲大了，脊椎會異常彎曲，尾椎常是最嚴重的部位，因彎曲所影響的狀況會反映在大椎與印堂上。人的長強穴到陽關穴，感應了生命的一切。

與督脈相關的肌肉群遍布頸、肩、背，基本上要觀察斜角肌與胸小肌，還有上後鋸肌；上後鋸肌有肌力，背部就挺，否則會向前彎，會是水牛背，尤其是多服類固醇者，或淋巴系統有狀況者。水牛背是頸椎問題，多屬淋巴系統的問題，貓背多是胸椎，多屬心肺的問題，駝背多是腰椎問題，與肝腎相關。

督脈

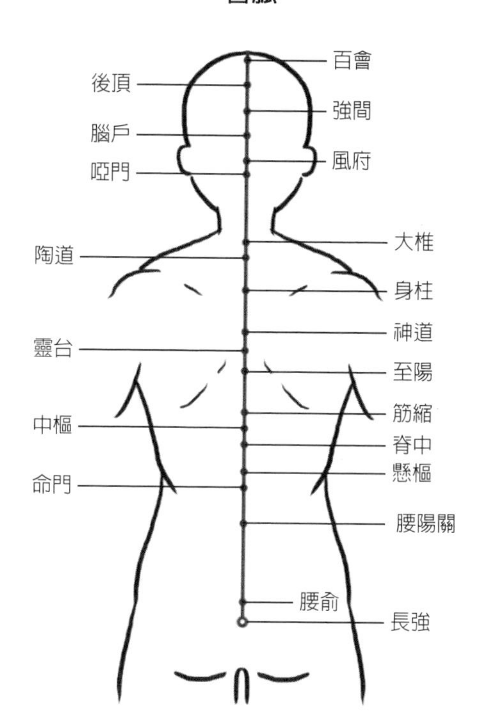

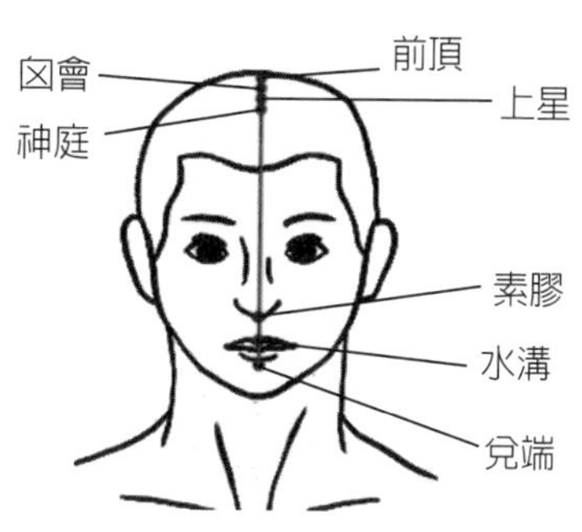

✚ 知識補充站

人腦中有一個腦下垂體，約是一顆黃豆大；它與頸椎成正比，頸椎愈正直，腦下垂體功能愈好。兩眉之間上方的印堂，與上星穴直接反映腦下垂體的功能狀況。頸椎最重要的是位於第一與第二頸椎的環椎與樞椎（代表穴為啞門、風府）。在第一頸椎上方有兩個關節窩，枕骨就擱在這關節窩上，擱得正、擱得穩，脊椎就曲度正常、支撐性高。人的頸椎有七節，這對頭部非常重要。大椎的不正常腫大，例如水牛背與貓背，頸動脈與頸靜脈的循環必然不良，腦部所有循環也會有相同的狀況。

2-7 厥頭痛甚耳前後脈湧有熱

《內經．厥病》：「厥頭痛，頭痛甚，耳前後脈湧有熱，瀉出其血，後取足少陽。」此頭痛症狀，多與左、右手少陽大絡爲相應。

淺顳動脈是頭部主要的動脈之一，與上頷動脈都是外頸動脈的分枝，可以在顴骨弓上方和耳屏的前上方摸到淺顳動脈的脈搏。淺顳動脈延續了外頸動脈的走向。淺顳動脈的起源位於腮腺當中，在下頷骨頸的後方，往上走後從表層通過顳骨顴突，並在顴骨弓上方約五公分處分爲額枝和頂枝。

淺顳動脈從顴骨弓通過時，淺顳動脈被耳前肌蓋住；淺顳動脈也會被顏面神經的顳枝和顴枝跨過，淺顳動脈和後面的耳顳神經伴行。淺顳動脈也會和上眼動脈與內頸動脈接合。淺顳動脈從心臟開始，上行進入頭面部，大腦部分的靜脈會從淺顳靜脈回心臟，「耳前後脈湧有熱，瀉出其血」，有助頭面部血脈循環，三部九候之論亦是如此。

顱頂的靜脈也位於皮下組織內，廣泛吻合形成靜脈網，主幹與同名動脈伴行，額側靜脈向下迴流至內眥靜脈，再入面前靜脈。內眥靜脈可借眼上靜脈與顱內的海綿竇相交通。

顳淺靜脈向下與上頷靜脈合成面後靜脈，面後靜脈也可通過上頷靜脈經翼叢而與顱內靜脈竇相交通。「耳前後脈湧有熱，瀉出其血」都會紓解血脈相連的不良現象，耳後靜脈與枕靜脈都回流到頸外靜脈，其症狀多以左、右手少陽大絡爲相應。

「瀉出其血，後取足少陽」，頭上膽經脈從眼尾的瞳子髎，到耳孔下聽會，上到瞳子髎旁開一點五寸的上關穴，再上到入髮際處有胃經脈的頭維穴，由此往下到耳朵上緣間有頷厭、懸顱、懸厘、曲鬢四穴；再到耳上一寸後，往下循髮際處有率谷、天衝、浮白、竅陰、完骨五穴；再沿以上五穴外側繞回到前額上方本神穴，往下到眉上方的陽白穴；再沿以上線路一路到有臨泣、目窗、正營、承靈、腦空、風池六穴。頭上從頷厭到風池共有十五個穴道。鬢髮處有膽經脈的頷厭、懸顱、懸厘、曲鬢四穴；鬢髮處的穴道群，是我們的情緒紋路，如果披頭散髮，表示較無法掌控情緒，情緒管理能力弱。這區塊的相關肌肉以顳肌爲主，相關內在症狀也將反應在左、右兩側顳肌的皮表，同時以左、右手少陽大絡爲相應。

小博士解說

顳肌屬於咀嚼肌群之一，為扇形肌，起自於下顳線和顳筋膜深層的深面，前部肌纖維向下，後部肌纖維向前行，肌腱止於下頷骨冠突及其內側面。骨膜較薄，緊貼顳骨表面，在骨膜與顳肌之間，含有大量脂肪組織，稱之為顳間隙。

頸動脈、椎動脈與腦內動脈

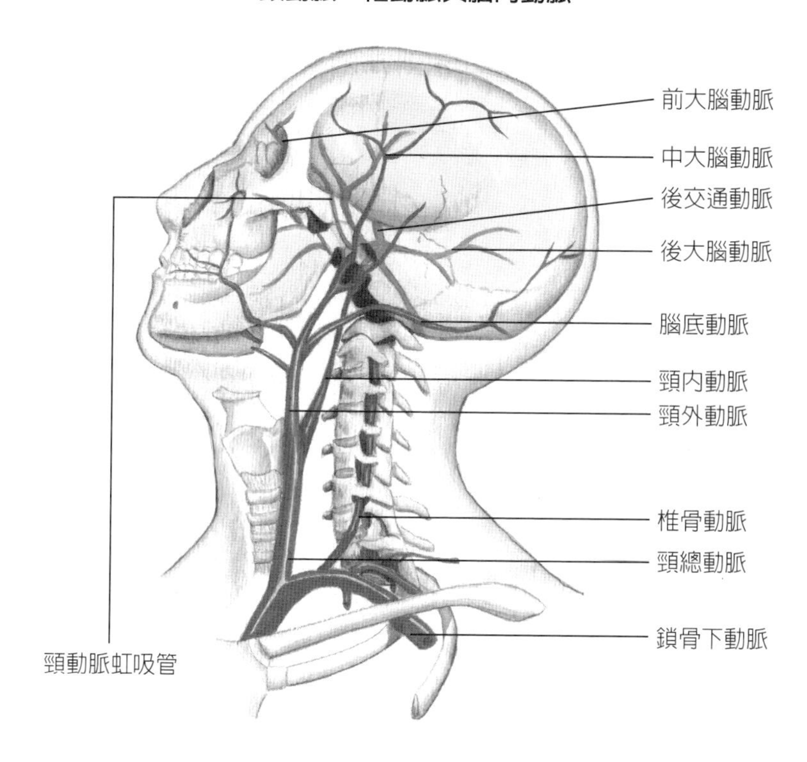

✚ 知識補充站

膽經脈循行到頭部，占領著大部分的顳區，顳區位於顱頂兩側。其上界為上顳線；下界為顴弓上緣；前界為顴骨的額突和額骨的顴突；後方為上顳線的後下段。

顳區層次由淺入深，分為皮膚、淺筋膜、顳筋膜淺層和深層、顳肌及顱骨外膜。淺筋膜含脂肪組織較少，上方與顱頂淺筋膜（帽狀腱膜）相連，下方續於面部淺筋膜，內有血管和神經，分為耳前、後兩組。顳肌筋膜起於上顳線，向下分為淺、深兩層，淺層止於顴弓的淺面，深層止於顴弓的深面。

一旦與顳肌相關的組織功能有恙，必然在顳肌部的外觀能見端倪，尤其顳肌覆蓋著太陽穴區，此區域異常下陷，或青絡浮現，或常暴青筋，可以推估其腦力、情緒都瀕臨到失控臨界點；相呼應的是左手或右手少陽大絡區域也會較凹陷，或壓按的痛感反應極為強烈。

2-8 頭脈痛心悲善泣

《內經．厥病》：「厥頭痛，頭脈痛，心悲，善泣，視頭動脈反盛者，刺盡去血，後調足厥陰。」與肝經脈休戚與共的是「邊緣系統」，包含海馬體、杏仁體等組織，支援多種功能，如情緒、行為及長期記憶的大腦結構；是以，此類型的頭痛會引發心悲、善泣等情緒作用。多與左、右手少陽大絡相應。

中樞神經系統的大腦深部基底核，是一系列運動神經核團組成的整體功能。基底核與大腦皮層、視丘和腦幹相連。控制自主運動、整合調節細緻等意識活動和運動反應。參與記憶、情感和獎勵學習等高級認知功能。

紋狀體（包括尾狀核和殼）是基底核系統的主要輸入通道。大腦皮層的諸多運動，前額葉和感覺分區投射到紋狀體。

基底核中不同核團的神經元合成不同的神經傳遞物。如麩胺酸是一種興奮性神經傳遞物，GABA 是一種抑制性神經傳遞物；GABA 在神經系統裡扮演的是一種精神上的煞車，負責活化副交感神經系統。

來自黑質緻密部的多巴胺，刺激紋狀體內所有多巴胺受體，因間接和直接通路內受體種類不同，其輸入效應也不同；對直接通路是興奮，對間接通路則是抑制。「頭脈痛，心悲，善泣」是神經傳遞物與間接或直接的通路出了問題。

「視頭動脈反盛者，刺盡去血」，其診治重點還是以《厥病》所論之「耳前後脈湧有熱」為主。「後調足厥陰」，因肝經脈與督脈會於巔，動脈反盛與與此二經脈息息相關，其頭痛現象多與左、右手少陽大絡相應。

《內經．水熱穴論》上星、顖會、前頂、百會、後頂各一穴，五處、承光、通天、絡卻、玉枕、臨泣、目窗、正營、承靈、腦空各二穴，共二十五穴，多與左、右手太陽大絡相應。

《內經．熱病論》廉泉、神庭、顖會、百會、風府各一穴，風池、天柱各二穴，上星旁開零點三寸各三穴，前頂後半寸，再旁開零點三寸各五穴，共二十五穴，多與左、右手太陽大絡相應。

小博士解說

耳上頭骨沒毛髮處有三焦經脈的角孫穴，往下耳後有顱息穴、瘈脈穴，耳下有翳風穴。耳上往下沿髮際處是率谷、天衝、浮白、竅陰、完骨到耳後沒毛的瘈脈。孩童在發育階段如果睡不安穩，此區會浮現青筋，瘈脈會抽筋；此反應腦部發育與腹腔臟腑有問題，傳統的小兒科療法會在此處放血；當代醫學臨床上應用，只要以適合孩子的油類輕輕推散，一樣可以改善腹腔臟腑循環。

以上九個穴道都在髮線上，髮線乾澀、皮下黏膜組織腫、按壓會痛者要經常梳理它、按壓它，讓腫脹疏散。此區下陷多虛證，突出多實證，多與左、右手少陽大絡相應。

經常梳理及按摩角孫、顱息等九穴可促進孩童腦部發育

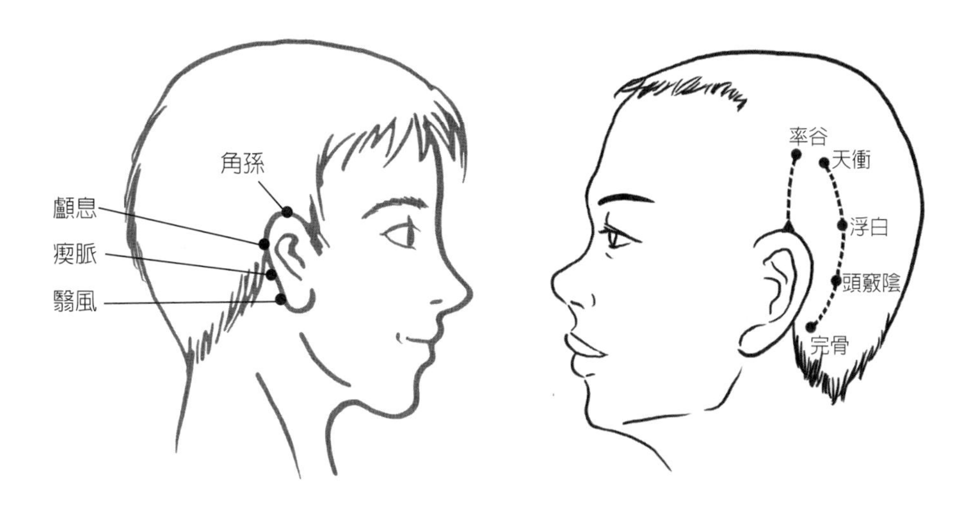

✚ 知識補充站

GABA（γ-aminobutyric acid，γ- 胺基丁酸），是人體能自行製造的一種胺基酸，與一般蛋白質合成胺基酸的模式不同；GABA 是以一種傳導物質的角色，參與體內代謝工程，有增強體力，維持精神旺盛，調節生理機能，調整體質，以及助眠效果。

身體雖能自行製造 GABA，但生成量有限，且會隨著傳遞過程有所流失。當隨著年齡增長，或因生活作息不規律、飲食失調等外在因素影響，容易造成 GABA 濃度失衡，甚至不足；尤其是情緒因素更容易影響 GABA 的製造，例如經常情緒低落、沒精打采者，容易緊張焦慮、行事急躁者，工作或課業高壓力者，睡眠障礙者，以及更年期婦女族群，能適時補充 GABA 是很重要的。

雖說 GABA 廣泛存在於自然界裡，但含量都很微量。要維護人體製造 GABA 的機制，除了調整生活作息、培養恆常運動習慣、注重營養均衡、不熬夜之外，多攝取含有 GABA 的食物也是有幫助的，如：蔬果類（番茄、茄子、青椒、菠菜、羽衣甘藍、地瓜、南瓜、蕈菇類……）、全穀雜糧類（糙米、白米、發芽米、大麥、藜麥……）、發酵食品（味噌、紅麴、泡菜…… ）、黑巧克力、烏龍茶、綠茶……等等；再者，豆、魚、蛋、肉類中含都有麩胺酸、維生素 B6 等營養素，是促進製造 GABA 的好幫手，搭配補充更顯效果。

2-9 頭痛不可取於腧者

《內經・厥病》：「頭痛不可取於腧者，有所擊墮，惡血在於內，若肉傷，痛未已，可則刺，不可遠取也。頭痛不可刺者，大痺爲惡，日作者，可令少愈，不可已。頭半寒痛，先取手少陽陽明，後取足少陽陽明。」頭痛肇因於頭部皮肉傷者，不可遠取也；臨床上多與左、右手陽明大絡相應。

《內經・繆刺論》：「人有所墮墜，惡血留內，腹中滿脹，不得前後，先飲利藥，此上傷厥陰之脈，下傷少陰之絡，刺足內踝之下，然骨之前血脈出血，刺足跗上動脈，不已，刺三毛上各一痏，見血立已，左刺右，右刺左。善悲驚不樂，刺如右方。」頭痛傷於頭部經脈者，可遠取也。其臨床診治多與左、右手太陽大絡相應。

〈繆刺論〉：「邪客於足厥陰之絡，令人卒疝暴痛，刺足大指爪甲上與肉交者各一痏，男子立已，女子有頃已，左取右，右取左。」肝經脈連目系，上出額，與督脈會於巔；因經脈循行及交會關係，所導致之暴痛及於頭痛與眼睛痛；其診治多與左、右手少陽大絡相應。

〈繆刺論〉：「邪客於足太陽之絡，令人頭項肩痛，刺足小指爪甲上，與肉交者各一痏，立已，不已，刺外踝下三痏，左取右，右取左，如食頃已。」膀胱經脈起於目內眥，上額交巔，是以其頭項肩痛也會引致眼睛疼痛。其診治多與左、右手太陽大絡相應。

臨床上當辨證頭痛、眼睛痛之症狀，可能是肝經脈或膀胱經脈循環滯凝所引致。

小博士解說

「惡血在於內」實證者，《金匱要略》：「婦人宿有癥病，經斷未及三月，而得漏下不止，胎動在臍上者，為癥痼害。妊娠六月動者，前三月經水利時，胎也。下血者，後斷三月，衃也。所以血不足者，其癥不去故也，當下其癥，桂枝茯苓丸主之。」「懷身腹滿，不得小便，從腰以下重，如有水氣狀。懷身七月，當刺勞宮及關元。」

其人如狂實證者《傷寒論》：「熱結膀胱，其人如狂，血自下，下者愈。……外解已，但少腹急結者，乃可攻之，宜桃核承氣湯；其人發狂，熱在下焦，少腹當硬滿，小便自利者，下血乃愈。太陽隨經瘀熱在裏故也，下之以抵當湯；其人如狂血證諦，屬抵當湯；少腹滿應小便不利，今反利者為有血，抵當丸下之。」抵當丸與抵當湯是水蛭、䗪蟲、桃仁、大黃四味藥。水蛭、䗪蟲是血肉之品（蛋白質含量豐富），有情歸有情，故用有情緩治，抵當丸熬膏為丸，從緩治。無情歸無情，用無情急治以桃核承氣湯。」

「惡血在於內」虛證者宜溫經湯、八味腎氣丸、薯蕷丸等。以上藥物同時養護婦女更年期後的心臟功能。

側腦室與第三、第四腦室

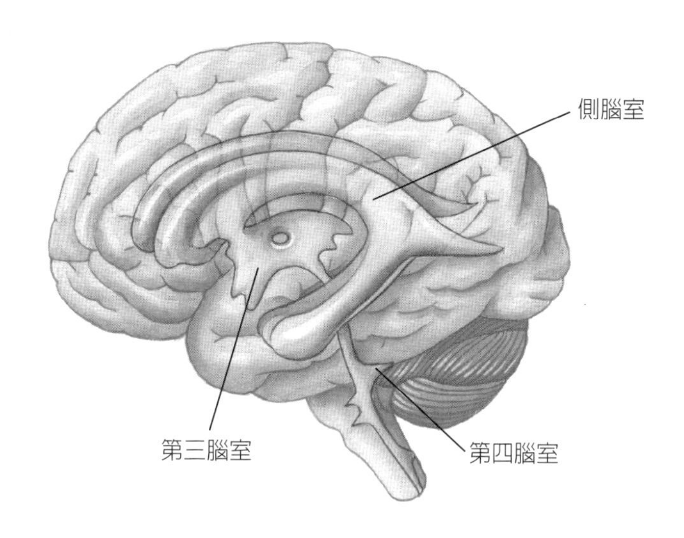

✚ 知識補充站

脊髓液自腦部出發，其終點的「腰槽」（有如馬槽），是脊髓終末部分，向尾側下行的脊神經根──「馬尾」神經根，終系是脊髓尾痕跡的遺留物；終系近位部末端還有內終系殘留的神經纖維、結締組織及軟膜覆蓋的神經膠原組織等。整體的脊髓液運作與督脈關係密切。

耳朵周圍有三焦、膽、小腸三經脈循行，與消化、排泄、吸收系統關係密切；再者，情緒問題，日久亦必損及肝經脈及其相關功能。

頭上長膿瘡、耳朵潰爛，常是肇因於自體免疫系統失調、靜脈循環不暢。自體免疫系統出狀況，頭皮會長瘡疹而糜爛，睪丸與陰唇也常出現類似狀況。睪丸、頭皮、臉是外用藥物吸收最快的部位，女性則是陰唇；所以，古時候有些外用藥物，類似現在的泡溫泉，泡澡時睪丸、頭皮等部位要浸泡多些時間。其他藥物如類固醇、水楊酸等，在睪丸、肛門、陰唇塗抹一層，很快吸收即見效果。

自體免疫系統，多與左、右手少陽大絡相應。

2-10 頭痛不可刺者大痺為惡

《內經．厥病》：「頭痛不可刺者，大痺爲惡，日作者，可令少愈，不可已。頭半寒痛，先取手少陽陽明，後取足少陽陽明。」根據《內經．邪氣藏府病形》：「諸小者，陰陽形氣俱不足，勿取以鍼而調以甘藥也。」視病傳現象，進一步再「先取手少陽陽明，後取足少陽陽明。」「勿取以鍼而調以甘藥」，治療方法是多元取向，在施以針治之前，亦當斟酌不宜施針者，可先調以方劑，待病狀有所轉折，即可再以針治強化療效。同時要意識到食療眞的很重要，其效果不容忽視，桂枝湯服用要領就是典範。

《內經．邪氣藏府病形》：「五色五脈之應，其病乃可別。……調其脈之緩急小大滑濇，而病變定矣。……凡此變者，有微有甚，故善調尺者，不待於寸，善調脈者，不待於色。……病之六變者，刺之奈何。諸急者多寒，緩者多熱，……是故刺急者，深內而久留之。刺緩者，淺內而疾發鍼，以去其熱。刺大者，微瀉其氣，無出其血。刺滑者，疾發鍼而淺內之，以瀉其陽氣而去其熱。刺濇者，必中其脈，隨其逆順而久留之，必先按而循之，已發鍼，疾按其痏，無令其血出，以和其脈。諸小者，陰陽形氣俱不足，勿取以鍼而調以甘藥也。」

《傷寒論》：「濕家病，身上疼痛，發熱，面黃而喘，頭痛鼻塞而煩，其脈大，自能飲食，腹中和無病，病在頭中寒濕，故鼻塞，內藥鼻中則愈。」則是治療以外用藥。桂枝湯適證「鼻鳴」加「乾嘔」，即是治療鼻腔與口腔之合併症狀。在感冒初期，鼻腔乾燥感也會加重鼻鳴症狀；再者，萎縮性鼻炎、乾燥性鼻炎、急性鼻炎也都會出現鼻乾燥感，有些降血壓藥及抗組織胺也有造成此現象的副作用。

小博士解說

額竇炎是常見疾病，前額部出現悶脹感，以患側較為明顯。額竇引流受阻，會出現頭痛、三叉神經分布區反射性頭痛、鼻塞明顯，通常在上午症狀較嚴重，併見持續性患側鼻塞；鼻分泌物為黏膿性或膿性，嗅覺也會減退。

額竇炎始發階段為全頭痛，逐漸局限在患側眼眶内上角和前額部；疼痛發作有明顯時間規律，每天晨起後發作，逐漸加重，時至中午最嚴重；午後逐漸緩解，到晚上頭痛消失，次日重複發作。觸壓眼眶内上角有明顯痛感反應。

鼻竇炎本身可以向外擴散，引起中耳炎、咽喉炎、扁桃體炎等，除了藥物治療之外，持恆大量且規律的有氧運動，可以改善，甚至痊癒。

鼻腔黏膜

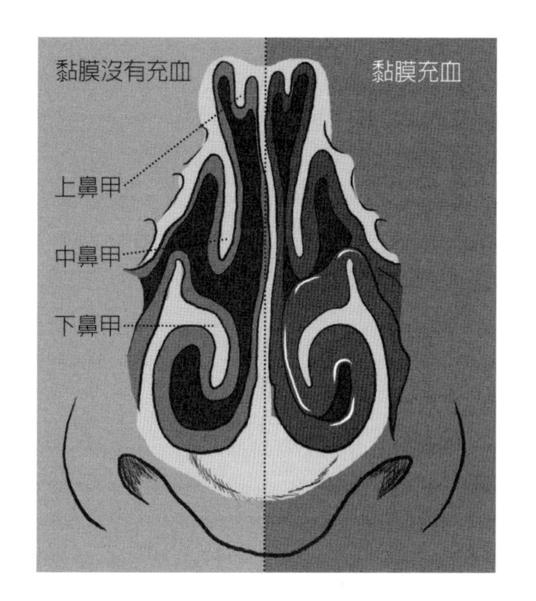

鼻腔有四個鼻竇

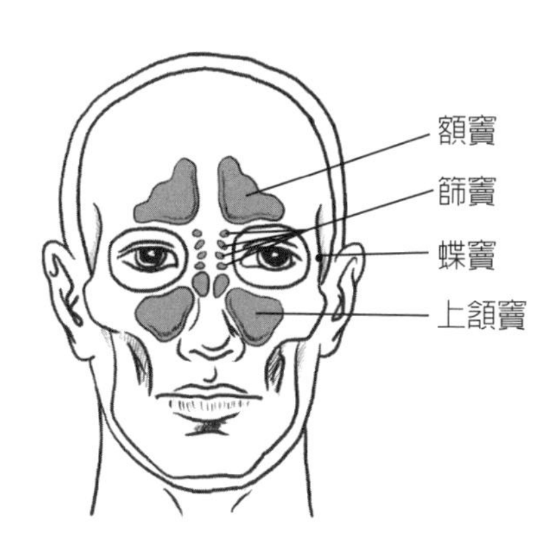

✚ 知識補充站

感冒所引起的頭痛，多數不宜放血治療，尤其在初患感冒之際。倘若其脈象虛或體虛弱，確診有瘀血在內，非放血不可者，放血後宜含高麗參片，或服獨參湯、參附湯等補劑，以防舊證才去，新證就發。

頭痛的肇因可分為二：受風寒外邪及內部臟器病變，對證用藥及治則如下：

1. 風寒外邪：多針手腳末梢部。風寒外邪所引發的頭痛，其用藥非絕對的，是對比性。

   手陽明疼痛、痠痲，或下陷：實證——承氣湯類。虛證——葛根湯類。

   手少陽疼痛、痠痲，或下陷：實證——大柴胡湯。虛證——小柴胡湯。

   手太陽疼痛、痠痲，或下陷：實證——痲黃湯。虛證——桂枝湯。

2. 內部臟器：多針肢節部。

   手陽明疼痛、痠痲，或下陷：實證——桃仁承氣湯。虛證——建中湯。

   手少陽疼痛、痠痲，或下陷：實證——柴胡加龍骨牡蠣湯。虛證——柴胡桂枝甘薑湯。

   手太陽疼痛、痠痲，或下陷：實證——敗毒散類。虛證——附子湯類。

2-11 真頭痛甚腦盡痛

《內經·厥病》：「眞頭痛，頭痛甚，腦盡痛，手足寒至節，死不治。」眞頭痛而入連於腦，故痛甚，腦盡痛，手足寒至節，死不治。腦爲髓之海，眞氣之所聚，卒不受邪，受邪則死矣。其診治多與左、右手太陽大絡相應。

《內經·玉版》：「……五兵者死之備也，非生之具。……病之生時，有喜怒不測，飮食不節，陰氣不足，陽氣有餘，營氣不行，乃發爲癰疽。陰陽不通，兩熱相搏，乃化爲膿，……聖人不能使化者爲之，邪不可留也。故兩軍相當，旗幟相望，白刃陳於中野者，此非一日之謀也。能使其民令行，禁止士卒無白刃之難者，非一日之教也，須臾之得也。夫至使身被癰疽之病，膿血之聚者，不亦離道遠乎？夫癰疽之生，膿血之成也，不從天下，不從地出，積微之所生也。故聖人自治於未有形也，愚者遭其已成也。」癰疽之生，膿血之成也，積微之所生，眞頭痛，頭痛甚，腦盡痛，手足寒至節，死不治。多其診治多與左、右手少陽大絡相應。

頭痛有時間性及部位的變化，多數與營衛運行滯礙和自律神經失調有關。從頭前半部，含括前額，診斷脾、胃經脈（大腦皮質額葉與大腦側腦室前角）；從頭後半部，診斷腎、膀胱經脈（大腦皮質頂葉與枕葉，及大腦側腦室中央部與後角）。

早上的頭痛多與睡眠品質有關，下午的頭痛多與工作或課業壓力及飮食習慣有關。這類型頭痛不少病例是因長期生活較隨性，缺乏運動與陽光性的生活模式，經常熬夜晚睡或日夜顚倒，以致逐漸紊亂了腦下垂體與下視丘之運作，進而影響生長激素、褪黑激素與性激素之分泌循環，以及自律神經系統都隨之失調，導致頭痛的發生。

小博士解說

我們的生活過程有一定的規律，盡在陰陽五行軌跡中，其間取得和諧者，可活得更健康、更長壽。現代人，苦於競爭強度高與環境品質下降，不明病因的高科技污染疾病患者越來越多；免疫力低落、基因弱化，罹患疾病與早逝的機率相對加大，唯有尊重天地，白天良性活動，夜間適度休息，才能取得和諧。

十二經脈、十二時辰，可說是以腦下垂體、間腦、內分泌、自律神經系統為主軸，幾乎相當於腦脊髓液的新陳代謝速度；十二經脈、十二時辰涉及營氣、衛氣，即以呼吸、血液循環系統為論，相當於胃腸新陳代謝速度。側腦室與大腦呈水平方向互動，情緒、思考之穩定度影響腸胃消導功能的新陳代謝；第三腦室與第四腦室則成垂直方向互動，生活作息與飲食變化影響其新陳代謝運作甚鉅。

胼胝體與第三腦室

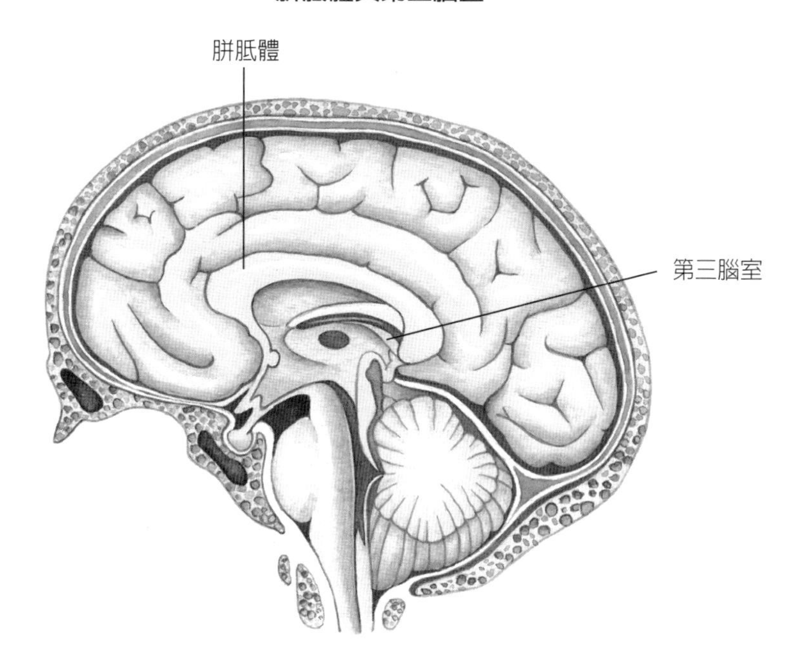

✚ 知識補充站

腦瘤是生長非常緩慢的腫瘤，早期幾乎沒有症狀，等到腫瘤大到壓迫神經、引起腦部壓力不平衡，或是干擾到內分泌之分泌及循環，出現特殊症狀才會被發現；又分成良性腦瘤跟惡性腦瘤，惡性腦瘤其預後通常比較差。

緊縮型頭痛，或是偏頭痛，通常一般的頭痛都是下午比較痛，到了晚上大多會緩解，也不太影響睡眠狀況。一般腦瘤頭痛，多數是早晨起床時特別痛；倘若到晚上睡覺時還是頭痛，或是白天不痛，晚上才痛，就要留意可能是「腦瘤」。但也有些腦瘤病人並沒有明顯頭痛，這可能跟腫瘤長的位置與大小有關。

偏頭痛也可能有暈眩、畏光、噁心想吐等症狀，但持續時間比較短；腦腫瘤會造成顱內壓（腦壓）升高，會頭暈、想吐，這些症狀持續的時間會比較長。

另外，如果腦瘤壓迫到神經，也可能合併其他症狀，常發生的感覺異常，如腦瘤壓迫到嗅覺神經，鼻子會聞不出味道；壓迫到視神經，視覺會有缺損，出現視力模糊或異常，甚至看不到；也可能因腦瘤壓迫，引起腦部不正常放電，造成抽搐；也會造成健忘、說話或表達有困難，甚至性格改變。

2-12 腰痛引項脊尻背如重狀

《內經．刺腰痛》：

1. 足太陽脈，令人腰痛，引項脊尻背如重狀；刺其郄中（委中）太陽正經出血，春無見血。
2. 少陽令人腰痛，如以鍼刺其皮中，循循然不可以俛仰，不可以顧。刺少陽成骨之端出血，成骨在膝外廉之骨獨起者，夏無見血。
3. 陽明令人腰痛，不可以顧，顧如有見者，善悲；刺陽明於胻前三痏，上下和之出血。秋無見血。

膀胱經經脈，從第一胸椎下，旁開一點五寸之大杼穴開始，背穴有：大杼、風門、肺俞、厥陰俞、心俞、督俞、膈俞、肝俞、膽俞、脾俞、胃俞、三焦俞、腎俞、氣海俞、大腸俞、關元俞、小腸俞、膀胱俞、中膂俞、白環俞、上髎、次髎、中髎、下髎、會陽等二十五穴。

自肺俞至膀胱俞等十八穴，位於每個所屬脊椎骨縫旁開一寸半，例如肺俞是第三胸椎，膀胱俞是第二骶椎。

胸椎部分依序：第三、四、五、六、七、九、十、十一、十二胸椎，爲肺俞、厥陰俞、心俞、督俞、膈俞、肝俞、膽俞、脾俞、胃俞等九穴。

腰椎與骶椎部分依序：第一、二、三、四、五腰椎，爲三焦俞、腎俞、氣海俞、大腸俞、關元俞。第一、二骶椎，爲小腸俞、膀胱俞、中膂俞、白環俞等九穴。

以上十八穴各自獨立，反應所屬臟腑的結構狀況，多感應其所屬臟腑的經脈所生病。

膀胱經經脈，從第二胸椎下，旁開三寸，有：附分、魄戶、膏肓、神堂、譩譆、膈關、魂門、陽綱、意舍、胃倉、肓門、志室、胞肓、秩邊等十四穴。

自魄戶至志室等十一穴，位於每個所屬脊椎骨縫旁開三寸處，魄戶是第三胸椎，志室是第二腰椎。

魄戶、膏肓、神堂、譩譆、膈關、魂門、陽綱、意舍、胃倉、肓門、志室，這十一穴各自獨立，反應所屬臟腑的功能狀況，多感應其所屬臟腑的經脈是動病。例如，肺俞在第三胸椎旁開寸半，肺俞穴塌或僵者，多咳嗽，呼吸系統多有問題。魄戶是第三胸椎旁開三寸，魄戶塌或僵者，多肺脹滿，氣魄有礙。其他臟腑經脈依此類推之。

小博士解說

膀胱經脈背部穴道，分布於頭最長肌等背部肌群中。這些俞穴除可治病外，也是診斷重點部位；當某穴道壓之疼痛或痠麻，即反應與其相關之臟腑有問題，例如膀胱俞即反應膀胱腑之組織及其功能，腎俞反應腎臟……，依此類推。針對該痛點，依證施以針或灸或按摩，都可見療效。穴點是其診斷施治重點，範圍亦可依證擴及其周邊，更提高診治效果。

膀胱經脈夾脊旁的穴道

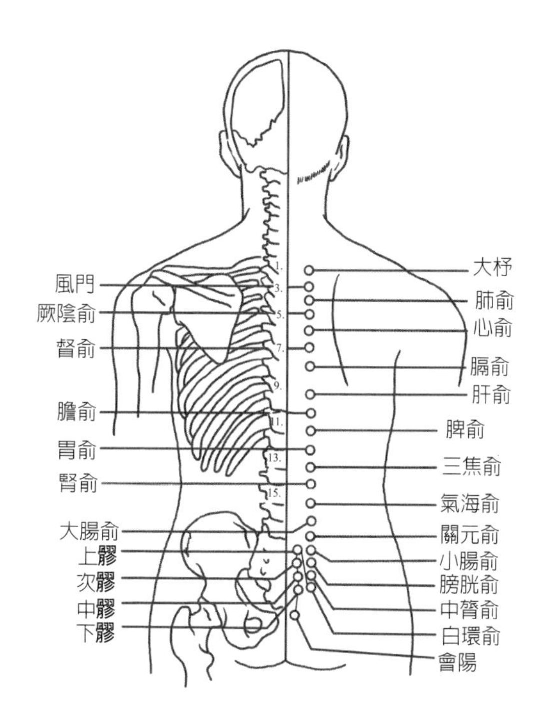

✚ 知識補充站

大腦透過脊髓接收身體各部位神經系統的電子訊號，也經由脊髓傳遞協調及反射動作的訊息。

不同椎節的神經根會影響不同的肢體部位，頸椎神經影響的是頭部、頸項，以及手臂；腰椎神經或坐骨神經，影響的是腰尻、臀部以及雙腳。

當頸臂神經根被壓迫時，手臂、肩頸會痠麻無力，甚至疼痛，或造成相關肌肉萎縮。如果是腰尻神經根被壓迫，會導致腰骶痠麻冷痛、膝腳痠痛無力或麻痺，嚴重者引致肌肉萎縮、肌無力，以致不良於行。

2-13 腰痛引脊內廉、如張弓弩弦

《內經・刺腰痛》：

1. 足少陰令人腰痛，痛引脊內廉；刺少陰於內踝上二痏，春無見血，出血太多，不可復也。
2. 厥陰之脈，令人腰痛，腰中如張弓弩弦；刺厥陰之脈，在腨踵魚腹之外，循之累累然，乃刺之，其病令人善言，默默然不慧，刺之三痏。

《內經・本輸》：「凡刺之道，必通十二經絡之所終始，絡脈之所別處，五俞之所留，六府之所與合，四時之所出入，五藏之所溜處，闊數之度，淺深之狀，高下所至。」

脊椎區的神經支配來自周圍神經的三十一對脊神經；多數的脊神經後支在分布上，呈較明顯的節段性。第一頸脊神經是在寰椎後弓上方穿出，其他各頸脊神經都是在相應頸椎。

「椎動脈」與天柱穴，相應於第一頸骨、第二頸神經；風府穴，相應於枕骨、第一頸神經息息相繫。第一頸神經的後支又稱爲枕下神經，由寰椎後弓上穿出，分支支配椎枕肌和頭半棘肌，……六次脈足太陽曰天柱，聯繫於第一頸骨、第二頸神經。其相關病症之診治範圍多與左、右手太陽大絡相應。

「頸動脈」與天突穴，相應於第七頸骨、第八頸神經；人迎穴，相應於第六頸骨、第七頸神經。第二頸神經後支的內側支又稱爲枕大神經，跨越枕下三角，穿過斜方肌起點和深筋膜，與枕動脈伴行，分布於枕部皮膚層，……七次脈頸中央督脈曰風府，聯繫於枕骨、第一頸神經。其相關病症之診治範圍多與左、右手太陽大絡相應。

小博士解說

膀胱經所屬的八髎穴區是一組穴位，就是骶部的八個孔，是膀胱經脈中段的樞紐；跌坐或老化，致使孔洞内的神經弱化，造成腰骶部痠痛、麻痺、發冷、内分泌失調、子宮卵巢功能不理想、坐骨神經痛，甚至容易頻尿、便秘、痔瘡……等等。

《内經・骨空論》：「腰尻不可以轉搖，急引陰卵，刺八髎與痛上，八髎在腰尻分間。」會陽穴屬於膀胱經脈，在督脈的長強穴旁，其上方就是重要的八髎穴，此處之内即為子宮卵巢所在；支配骨盆腔内器官組織的神經、血管也在此集結。是以，男女的盆膈膜狀況，幾乎如實呈現在八髎穴區。

八髎穴區有骶神經後支通過此，是防治婦科疾病、腰部疾病，及男性内生殖、泌尿系統病症的要區。在此區域依證選擇針（毫針、揿針、埋線）、灸（艾灸、薑上灸、蒜片灸）、按摩、熱敷各種療法，舉凡小便困難、陽痿、遺精、性功能障礙、月經不調、經閉、便秘、盆腔炎、下腰痛、坐骨神經痛、下肢痿痺痠痛……，其療效都值得肯定。

頸動脈、頸神經與本輸十穴密切相關

本輸	經脈	穴道	位置
缺盆之中	任脈	天突	缺盆兩間之中
一次，任脈側之動脈	足陽明	人迎	挾喉之動脈，其俞在膺中
二次脈	手陽明	扶突	次在其俞外，不至曲頰一寸
三次脈	手太陽	天窗	當曲頰
四次脈	足少陽	天容	耳下曲頰之後
五次脈	手少陽	天牖	出耳後上加完骨之上
六次脈	足太陽	天柱	挾項大筋之中，髮際
七次脈，頸中央之脈	督脈	風府	在上椎
腋內動脈	手太陰	天府	尺動脈，在五里，五俞之禁也
腋下三寸	手心主	天池	腋下三寸

✚ 知識補充站

透過「導引按蹻」，可以強化腹盆腔內器官組織的功能，活絡分布在此區域的神經傳導。腹盆腔的副交感神經比交感神經來的強勢；交感神經功能弱，若是沒有強化骶部副交感神經系統，下半身循環就不好，腰臀、膝腳會變得沉重，也會造成腹盆腔內臟器組織很多問題。

腳外踝後凹陷處之崑崙穴是膀胱經脈在腳部的要穴，內踝後有腎經脈的太溪穴，兩穴夾著腳跟阿基里斯腱。絕骨穴屬膽經脈，三陰交穴屬脾經脈，此二穴位在脛骨與腓骨之縫隙間。腳外踝有膽經脈的丘墟穴、胃經脈的解溪穴；內踝前有肝經脈的中封穴、脾經脈的商丘穴。以上都是腳踝周圍的重要穴道，負責足踝的動作。

這些腳踝周圍的穴道其所屬經脈皆循行經過腹盆腔，「導引按蹻」以上穴道，都可促進所屬經脈之循環，及腦脊髓與周圍神經之傳導，改善相關臟腑組織之功能，舒緩腰臀、膝腳痠痛、麻痺、沉重現象。

2-14 腰痛如小錘居其中

《內經·刺腰痛》：

1. 同陰之脈，令人腰痛，痛如小錘居其中，怫然腫；刺同陰之脈，在外踝上絕骨之端，爲三痏。
2. 陽維之脈，令人腰痛，痛上怫然腫，刺陽維之脈，脈與太陽合腨下間，去地一尺所。
3. 飛陽之脈，令人腰痛，痛上怫怫然，甚則悲以恐；刺飛陽之脈，在內踝上五寸，少陰之前，與陰維之會。
4. 會陰之脈，令人腰痛，痛上漯漯然汗出，汗乾令人欲飲，飲已欲走。刺直陽之脈上三痏，在蹻上郄下五寸橫居，視其盛者出血。

《奇經八脈考·帶脈篇》：「帶脈者，起於季脅足厥陰之章門穴，同足少陽循帶脈穴，圍身一周，如束帶然。」

帶脈一旦循環不暢，則腰部苗條曲線不再，日顯肥厚；腹部有九塊肌肉，最重要的是腰方肌（從骨盆頂部延伸到第十二肋骨和腰椎側向）、腰大肌（自第十二胸椎及全部腰椎兩旁，終點於大腿骨的小轉子上）、髂肌（源於髂嵴，往下朝大腿上部生長，附於大腿骨小轉子，與腰大肌合而爲一髂腰肌）。當腹腔內臟器組織循環不良，導致內臟脂肪堆積，與腹部肌肉脂肪層增厚，造成所謂「游泳圈」、「中廣」，日久必引發自律神經失調。

臀部肌肉有八塊（含梨狀肌），大腿內側肌肉從恥骨肌開始有五塊。恥骨肌和枕肌雖然小，卻很重要。「腦滿腸肥」比喻的就是枕肌、斜方肌及頭後大、小直肌覆蓋下的內在器官組織因循環不暢，而造成外觀一片腫脹的現象。

小腸長 285 公分，不管胖瘦，只要「腹肚頽墜」就是小腸開始拉長了，死亡時會長到 700 公分，盆腔是人體老化最快的部位，與長期生活作息關係最大。

帶脈疾病症候：婦人惡露，隨帶脈而下，故謂之帶下。婦人少腹堅痛、腹部脹滿、月水不通、赤白帶下、腰腹縱、疝痛、子宮脫垂。《金匱要略》：「腰溶溶如坐水中」，腰溶溶如坐水中，是下食道括約肌與胃及橫膈膜的脈管出問題；宜甘薑苓朮湯治腎著。

小博士解說

帶脈出於舟骨粗隆下方之然谷穴。人的腳不動，腹盆腔循環會變遲鈍，尤其是盆膈膜。盆膈膜最重要的相關肌肉是恥骨直腸肌，護住恥骨到肛門，角度不變，一般是 90 度，要大便排泄時會成 180 度。恥骨直腸肌一旦無力，會造成「大便失禁」。生命終了時，這條肌肉完全鬆弛。恥骨直腸肌、恥骨尾骶骨肌、恥骨坐骨肌，這三塊肌肉構成盆膈膜，幫助呼氣。腳愈動，像作瑜珈與操作易筋經，就一直拉扯著、運動著恥骨直腸肌，強化任脈與相關臟器循環。

太衝、三陰交、足三里、腎俞、志室、章門穴

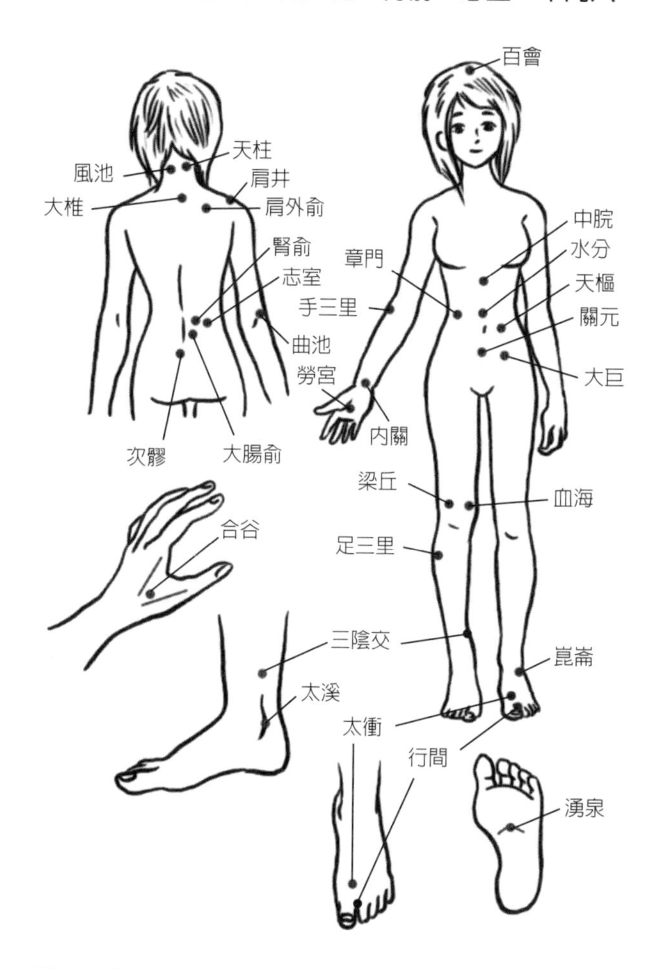

知識補充站

帶脈的關鍵要穴：太衝、然谷、地機、三陰交、足三里，在腳部；腎俞、志室、章門、帶脈、五樞、維道，在腰腹部。它們彼此間最重要的互動，是位在尾骶骨處的副交感神經系統，交感神經是讓人活著，副交感神經是讓人休息、放鬆、享受。

副交感神經在頸部與骶部，交感神經在胸部、腰部；立身期正直，脖子端正就會刺激副交感神經。腦神經的第三（動眼）、七（顏面）、九（舌咽）、十（迷走）對，都屬副交感神經系統，其中的迷走神經，會下走支配內臟，從上方的頸部的副交感神經影響升結腸，下方的骶部的副交感神經影響降結腸，雙雙與我們的排泄功能緊密相關。

2-15 腰痛不可以俛仰

《內經．刺腰痛》：

1. 少陽令人腰痛，如以鍼刺其皮中，循循然不可以俛仰，不可以顧。刺少陽成骨之端出血，成骨在膝外廉之骨獨起者，夏無見血。
2. 衡絡之脈，令人腰痛，不可以俛仰，仰則恐仆，得之舉重傷腰，衡絡絕，惡血歸之；刺之在郄陽（委陽）筋之間，上郄數寸，衡居為二痏出血。
3. 腰痛，不可以俛仰，刺足少陽。
4. 腰痛，如折不可以俛仰不可舉，刺足太陽。
5. 腰痛，引脊內廉，刺足少陰。

腦幹從後腦觀看，上看寰椎與樞椎，風府穴、風池穴、啞門穴、天柱穴；下看第七椎與第一胸椎，大椎穴、大杼穴、肩井穴、天柱穴。

中腦、腦橋和延髓三者合為腦幹：延髓長約 3 公分，位於小腦前下方，下方平枕骨大孔與脊髓相接。延髓腹面以延髓腦橋溝為界，與腦橋相鄰，在延髓背面的上部菱形窩的下半，即與第四腦室底相鄰，其間第四腦室和脊髓的中央管相通，向上與中腦導水管相通。腦幹內部的結構主要由神經核團、纖維束和網狀結構三種類型組成。腦橋和小腦構成後腦；後腦與延髓合稱菱腦。

腦幹前正中裂兩側的縱行隆起稱作錐體，主要由皮質脊髓束（椎體束）組成。錐體的下端，皮質脊髓束交叉至對側而形成錐體交叉。錐體外側可見橄欖結構，內含下橄欖核，是大腦皮質、紅核、小腦之間纖維連繫中繼站，參與小腦對運動的調控。橄欖核和錐體之間有舌下神經根絲由此穿出。在橄欖核的背外側由上而下可見舌咽神經、迷走神經和副神經等三對腦神經根絲穿出。

第四腦室位於延髓、腦橋與小腦之間；第四腦室底為菱形窩；第四腦室頂的後下部為下髓帆、第四腦室脈絡組織（由室管膜、軟腦膜和表面的微血管組成），脈絡叢呈 U 型分布，延伸至第四腦室的外側隱窩，並伸向第四腦室外側孔，突出於蜘蛛網膜下腔。

小博士解說

生命運作訊息全在腦下垂體與環竇裡。環竇在頭頂上，腦下垂體靠在蝶竇中央的土耳其鞍（又名蝶鞍）窩上；正常情況下，蝶鞍與腦下垂體之間緊密相貼，幾乎沒有空隙。海綿靜脈竇在其左、右兩側包住腦下垂體，形成環竇，海綿靜脈竇內有頸內動脈和第三、四、五、六對腦神經通過。海綿竇外側壁的內層中，由上而下，依次排列著動眼神經、滑車神經、眼神經和上頷神經。頸內動脈在竇內上升並折轉向前，第六對腦神經——外展神經（外旋神經）即位於頸內動脈和眼神經之間。

末梢神經支配的範圍

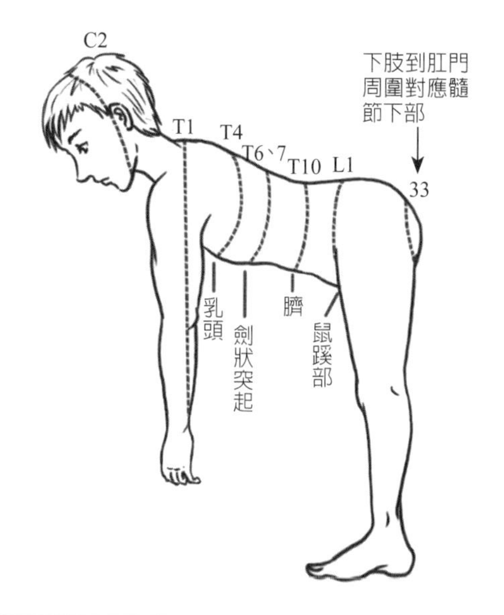

腦部

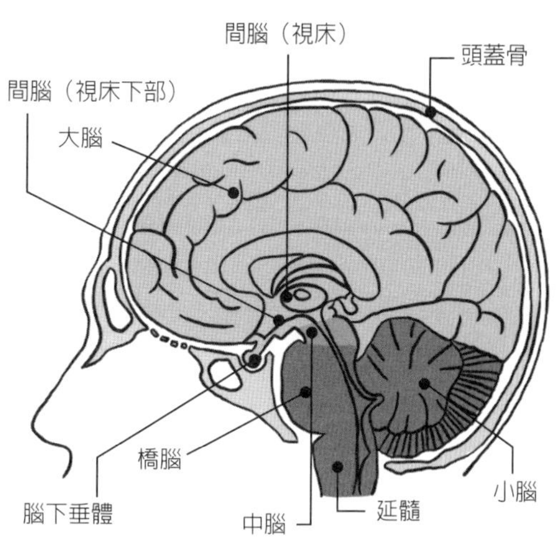

支配範圍	後頭部	拇指	中指	乳頭	劍狀突起	臍	拇趾	肛門
支配的髓節	C2	C6	C7	T4	T6、7	T10	L6	S5

✚ 知識補充站

中風常見蜘蛛網膜下腔出血，就是第四腦室的結構與運作不良，日久將傷身也！第四腦室有六孔，主要是經由脈絡叢組織上的「三個孔」與蜘蛛網膜下腔相通；其次是，「單一的」第四腦室正中孔（位於菱形窩下角正上方）與蜘蛛網膜下腔相通：還有「成對」的第四腦室外側孔（開口於第四腦室的外側隱窩尖端）與蜘蛛網膜下腔相通。腦脊髓液經由這些孔，注入蛛網膜下腔的小腦延髓池。連通關係：中腦導水管→第三腦室、第四腦室→正中孔、外側孔→蜘蛛網膜下隙腔。

以上連通關係無法通達，將引起貞貞頭重而痛，其治療：瀉頭上五行，行五，先取手少陰，後取足少陰。

2-16 腰痛熱甚生煩、腰下如有橫木

《內經．刺腰痛》：

1. 散脈令人腰痛而熱，熱甚生煩，腰下如有橫木居其中，甚則遺溲，刺散脈，在膝前骨肉分間，絡外廉束脈爲三痏。
2. 腰痛，上熱，刺足厥陰。
3. 腰痛，上熱，刺足太陰。
4. 腰痛，中熱而喘，刺足少陰，刺郄中（委中）出血。
5. 腰痛，中熱而喘，刺足少陰。
6. 腰痛，上寒，刺足太陽陽明。
7. 腰痛，上寒不可顧，刺足陽明。

脊椎中間的中空空間稱爲「椎管」。椎管中容納著人體最重要的中樞神經系統一「脊髓」。每節脊椎之間都有一道縫隙，稱爲「椎間孔」；從椎間孔中穿出的神經組織稱爲「神經根」。脊髓包含無數的神經根系統，並且由三層腦膜包覆（裹）。

神經系統從腦部開始，通過脊髓，轉往神經根，從椎間孔穿出而分布全身；分爲中樞神經系統（CNS）和周邊神經系統（PNS）兩大類。這兩個神經系統藉由複雜的神經纖維連結，我們才能因應外界環境變化，進而產生適當的身體反應，並且有架構思考、記憶、情緒變化的能力。

脊椎骨最底部是「骶骨」，是身體的能量中心。骶骨位於骨盆中央的倒三角骨骼，是「神經」與「肌肉」的交接點；骶骨骨盆周圍，在腹部有腰方肌、腰大肌、髂肌、腹外斜肌、腹內斜肌、腹橫肌、腹直肌等肌肉群。如打高爾夫球腰扭傷，虛證者常是以上肌肉群之傷，多影響及肝經脈之循環，適宜補中益氣湯，三餐前各服 100cc，多能見效；補中益氣湯助益肝經脈循環與升結腸作業，其診治多與右手少陽大絡相應。

臀部有臀大肌、臀中肌、臀小肌、闊筋膜張肌、梨狀肌、閉孔內肌、閉孔外肌等，都是預防和改善腰骶疼痛的肌肉集中區，運動扭傷腰，傷及腎經脈，虛證者，腰痛挺不直，睡前服用腎氣湯 100cc；腎氣湯助益腎經脈與降結腸循環，其診治多與右手太陽大絡相應。

小博士解說

生活牽繫在枕骨區的竇匯與頸項；竇匯在後腦的枕骨區。竇匯幾乎搜集所有的硬腦膜靜脈竇，再經乙狀靜脈竇回頸內靜脈。

「上矢狀靜脈竇」主要任務是把腦脊髓液收回來，走右邊的「橫靜脈竇」，再經乙狀靜脈竇回頸內靜脈。

「下矢狀靜脈竇」則將腦深部的血液收回來，主要走左邊的橫靜脈竇，再經乙狀靜脈竇回頸內靜脈。

「海綿靜脈竇」則走右邊或左邊的橫靜脈竇，再經乙狀靜脈竇回頸內靜脈。

以上靜脈竇其間往返有問題時，表示相連繫的動脈也有了問題；相對於靜脈回不來，動脈一定輸送不上去。所以，硬腦膜、蜘蛛網膜之血栓或出血，都與以上血液循環之良莠關係密切。

腰痛有熱或寒之診治

腰痛症狀	治療	輔診穴道	代表藥方
散脈令人腰痛而熱，熱甚生煩，腰下如有橫木居其中，甚則遺溲	刺散脈，在膝前骨肉分間，絡外廉束脈	築賓	乾薑苓朮湯
腰痛，上熱	刺足厥陰	中封	逍遙散
腰痛，上熱	刺足太陰	三陰交	半下瀉心湯
腰痛，中熱而喘	刺足少陰，刺郄中（委中）	飛揚	五苓散
腰痛，中熱而喘	刺足少陰	申脈	小陷胸湯
腰痛，上寒	刺足太陽陽明	公孫、豐隆	小建中湯
腰痛，上寒不可顧	刺足陽明	條口	葛根湯

✚ 知識補充站

脊髓末端與橫膈膜緊密相關。橫膈膜起始區部分在背部左、右腰椎 L1 到 L3 之間。脊髓占脊椎骨內上部的三分之二，其中頸膨大與腰膨大，攸關四肢神經之支配。

督脈從腦部再轉出左、右頸部，順著下項、肩部，脊髓往下繼續變細，終止於脊髓圓錐（第一、二腰椎椎間盤高度），終系（宗部）與脊髓腰骶部開始的神經根形成馬尾，包含著腦脊髓液，向下方繼續運作。

骶骨是人體中最大的一塊脊椎骨。人體最大的神經——坐骨神經的部分神經線、臀部的感覺神經線、骨盆內部肌的神經線與小腹及骨盆內內臟組織神經系統，都和骶骨神經連接，並受骶骨保護。灸骶骨部位，無異是啓動人體最深處；「尾」（尾骶）對於人體有如樹的根部，等同是挖掘冬眠的生命資源，使之甦醒啓動作業。

2-17 腰痛至頭几几然目䀮䀮然

《內經．刺腰痛》：

1. 腰痛俠脊而痛至頭几几然，目䀮䀮欲僵仆；刺足太陽郄中（委中）出血。
2. 肉里之脈，令人腰痛，不可以欬，欬則筋縮急；刺肉里之脈爲二痏，在太陽之外，少陽絕骨之後。
3. 解脈令人腰痛，痛引肩，目䀮䀮然，時遺溲；刺解脈，在膝筋肉分間郄外廉之橫脈出血，血變而止。
4. 昌陽之脈，令人腰痛，痛引膺，目䀮䀮然，甚則反折，舌卷不能言；刺內筋爲二痏，在內踝上大筋前，太陰後上踝二寸所。

手三陽大絡與胸腹募穴之間關係很微妙，診斷三陽大絡確定之後，再加上胸腹募穴的觸壓診，兩者之間有主輔關係；例如，手陽明大絡最疼痛的患者，第一個胸腹募穴的觸壓診，是中脘穴；中脘穴痛爲脾胃之證，多消化器官的問題；配合脈診時，醫師會很有成就感，寸口六脈的右關脈都會絲絲相應。壓按之非常痛的大絡，其對應關係的胸腹募穴更痛，不是久病痼疾就是急證重病。

大絡診治，配合胸腹募穴診斷，可以大爲提高診斷的準確率。其中，腹直肌（起於恥骨，在白線的兩側通過腹部向上附著於第五、六、七肋骨的軟骨部分）是腹部肌肉群中較易緊張的肌肉；腹直肌被側腹壁肌肉群的厚實鞘所包繞，腹直肌鞘是緻密的結締組織，內含緊密規則排列的膠原纖維，其方向是順著拉力的方向，筋膜具有很強的單向抗拉能力，越運動它越能增強其拉力，提升腹直肌的肌力。

健身或腹部核心肌群訓練的六塊肌，就是在鍛鍊腹直肌（即腹肌）。腹直肌負責支撐身體軀幹、脊椎前後彎曲、收縮腹部；無論坐著、站著、彎腰或搬抬重物，都需要腹直肌的支持。對孕婦而言，爲承載胎兒成長的重量，腹直肌有無肌力就更加重要了！強壯的腹直肌能夠分攤背肌群的負擔，避免腰痠背痛、腰脊受傷。仰臥起坐這類動作，都能活化腹直肌，增進腹直肌的肌力；同時，隨時提醒自己要「抬頭、挺胸、縮小腹」，以保持脊椎中立和核心支撐，這就是最生活化的鍛鍊核心肌耐力的方法。

小博士解說

臨床上，依照大絡診治原則，大部分的患者，放血或動氣針法之後，疼痛會大為減輕，甚或消失，再對證給予藥方，並叮囑患者配合必要的生活調整和適宜的導引按蹻，幾乎都能見效。但，有極少數的患者，依據大絡診治原則，進行放血或動氣針法治療後，疼痛並未減；換言之，針砭未能發揮療效，在這種情況下，當建議患者至醫院就診，或做必要的健康檢查，以確定病因。

奇經脈腰痛之診治

奇經脈腰痛	症狀	治療	輔診穴道	代表藥方
腰痛俠脊而痛	頭几几然，目睆睆欲僵仆	刺足太陽郄中	復溜、交信	真武湯、腎氣湯
肉里之脈令人腰痛	不可以欬，欬則筋縮急	刺肉里之脈	光明、絶骨	逍遙散、柴胡加龍骨牡蠣湯
解脈令人腰痛	痛引肩，目睆睆然，時遺溲	刺解脈	蠡溝、築賓	葛根湯、柴胡桂枝湯
昌陽之脈令人腰痛	痛引膺，目睆睆然，甚則反折，舌卷不能言	刺内筋	然谷、中封	小陷胸湯、大黃黃連瀉心湯

✚ 知識補充站

陽蹻由外踝（申脈）上行，經陽側達目内眥睛明。陰蹻由内踝（照海）上行，經陰側達目内眥睛明。

膀胱經脈第一個穴是睛明穴，睛明穴區膚表黑黯，是血液循環不良。胃經脈起於鼻之交頞中，位於睛明穴旁的鼻骨，反映海綿靜脈竇與下矢狀靜脈之循環。鼻骨越高，這一帶膚表越乾淨者，腦靜脈回流就越佳；鼻骨越陷、膚表越黯者，靜脈回流越不暢。

側腦室主要吸收、代謝葡萄糖與鈉離子，蜘蛛網膜主要代謝水分與蛋白質；成年人的腦脊髓液總量約為 140～180 毫升，其循環非常高效，每日更新 5 到 6 次；有多種生理作用，包括腦部的機械性保護、分配神經内分泌因子及促進腦血流量。為確保腦内氧化活動的穩定性，動脈血流的調節必須十分嚴謹，腦脊髓液幫助動脈膨脹及收縮，並防止頭顱内血流重大變動；這也能反映腦靜脈的狀態。

腦脊髓液與膀胱經脈密切相關，液體分布在側腦室、第三及第四腦室，靠著脈絡叢分泌。腦膜有硬腦膜、軟腦膜、蜘蛛腦膜三種，膀胱經脈負責硬腦膜，膽、肝經脈負責軟腦膜與蜘蛛腦膜。

軟腦膜會貼在腦迴上，腦迴是脊狀褶曲系統的一部分，讓人類大腦創造了更大的表面積，讓皮質在較小的顱骨内可創造更大的表面積，以增強認知功能。一旦其所提供的營養不足，人就會智能不足，使人癡呆，因為腦無法獲得足夠的葡萄糖來滋養腦組織。

2-18 腰痛如引帶、便難、腹滿、控眇

《內經・刺腰痛》：

1. 解脈令人腰痛如引帶，常如折腰狀，善恐，刺解脈，在郄中（委中）結絡如黍米，刺之血射以黑，見赤血而已。
2. 腰痛，大便難，刺足少陰。
3. 腰痛，少腹滿，刺足厥陰。
4. 腰痛引少腹控眇，不可以仰，刺腰尻交者，兩踝胂上。以月生死爲痏數，發鍼立已，左取右，右取左。

解脈，足太陽膀胱經脈散布在膝後膕窩部的血絡。解脈令人腰痛，痛引肩者，刺浮郄、委陽的血絡；解脈令人腰痛，如引帶，常如折腰狀，刺委中的血絡。多能一針見血，立竿見影。

比較手三陽大絡，其中最塌陷或觸壓最疼痛者，就是病本所在，多屬久病或重病；稍微塌陷或疼痛者，多數不是大問題，或是新病或輕證。與手三陽大絡相應的腹部腹直肌壓診，以鳩尾穴、中脘穴、石門穴、關元穴、中極穴、曲骨穴等爲主。

鳩尾穴、中脘穴感應手陽明大絡，觸壓診其痛感反應極爲強烈者，多嚴重慢性呼吸道症候群，或急性腸胃型感冒，或腸道免疫力低下。實證者宜防風通聖散，虛證者宜人參敗毒散。

石門穴、曲骨穴感應手少陽大絡，觸壓診其痛感反應極爲強烈者，多嚴重慢性內分泌失調症候群，或急性肝膽阻塞性疾病，或熬夜過勞症候群。實證者宜加味逍遙散，虛證者宜補中益氣湯。

關元穴、中極穴感應手太陽大絡，觸壓診其痛感反應極爲強烈者，多嚴重慢性虛勞症候群，或腦心血管疾病，或性功能障礙症候群。實證者宜桃仁承氣湯，虛證者宜腎氣湯。

小博士解說

劍突骨下的鳩尾穴（屬任脈）與兩旁的幽門穴（屬腎經脈），是與橫膈膜呼吸吐納相關的感應穴區，此穴區的腹直肌狀況不佳，塌陷乏力者多短氣，無法勻常深呼吸；僵直而枯硬者，多胸悶或胸痛。

壓診腹部募穴，比較中脘穴（胃募穴）、石門穴（三焦募穴）、關元穴（小腸募穴）與中極穴（膀胱募穴）的疼痛程度，尤其是石門穴與關元穴。同時，壓診比較天樞穴，右天樞較疼痛者，屬虛證；左天樞較疼痛者，為實證。左、右天樞都很痛者，多為難治之證或急證。

恥骨上緣的曲骨穴（屬任脈）與兩旁的急脈穴（屬肝經脈），是表現陰阜豐盈枯瘦的穴區，與盆膈膜相關。陰阜枯瘦的女性，排卵期與月經結束後，多受帶下之困擾，盆膈膜相關的經帶與大小便也問題重重。陰阜鬆垮的女性，其盆腔、腰骶及大腿骨的結構多數也較遲滯，日久未改善，甚至造成慢性腹腔炎症、膀胱炎，尿道也較容易發炎。

脊神經與脊髓

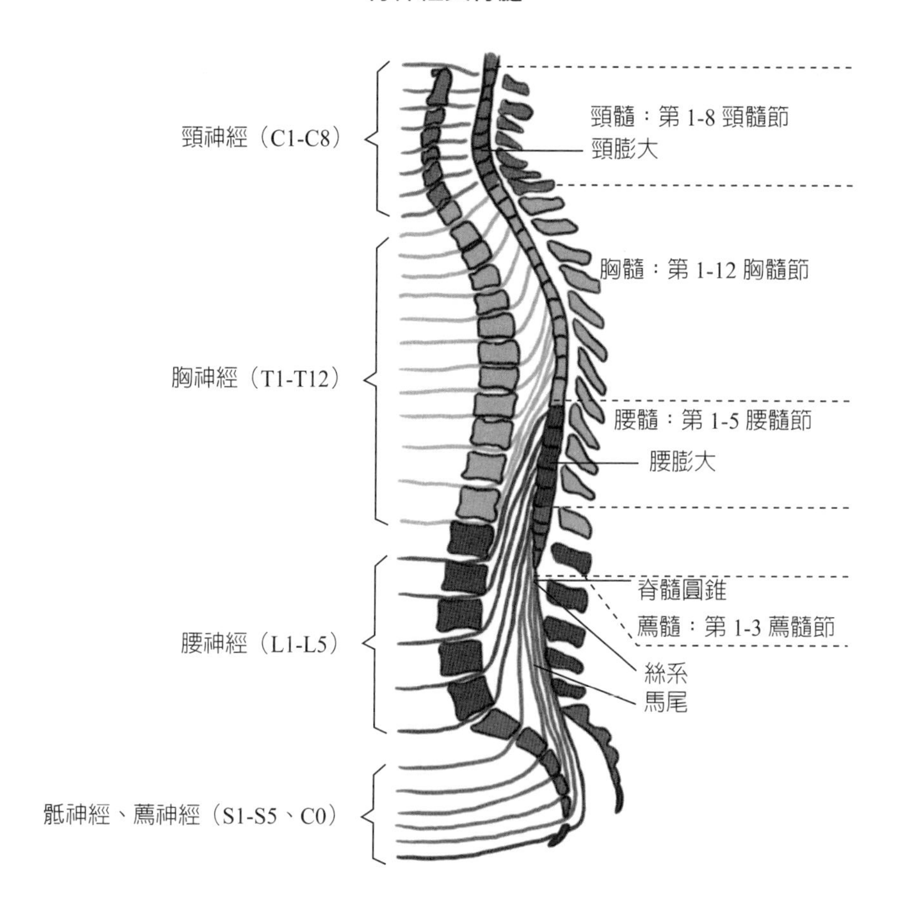

✚ 知識補充站

一公尺長的升結腸到乙狀結腸，負責儲藏與排泄等生理作業；從降結腸到直腸，負責運輸與最終排泄，關係有無便意。雙腳動得夠，腸道就會乾淨，動得不夠就容易便秘。

升結腸與第十對腦神經（副交感神經）關係密切；降結腸則與尾骶骨八髎穴區的副交感神經關係密切。腹盆腔的交感神經比副交感神經遲鈍，不努力、不運動、不要求自己，自律神經系統就會變得更遲鈍。

睪丸與卵巢的靜脈循環回到腎靜脈，再回到下腔靜脈；肝門脈回到肝臟，由肝靜脈進入下腔靜脈。下肢循環有障礙，下半身的靜脈就有逐漸栓塞的危機。

第3章

臀骶肢節痛與三陽大絡

3-1 臀部疼痛與骶椎
3-2 項背疼痛與豎脊肌
3-3 天牖五部與三陽大絡
3-4 類風濕性關節炎與三陽大絡
3-5 腳踝傷與三陽大絡
3-6 七節頸椎診與三陽大絡
3-7 腎俞、腎街、腎行之水病
3-8 三消與三陽大絡
3-9 五十肩與三陽大絡
3-10 媽媽手與三陽大絡
3-11 肝腎虧損與三陽大絡
3-12 肢節痛與血絡及大絡
3-13 經脈入臟腑與大絡
3-14 三門穴與大絡
3-15 斜方肌、背闊肌與大絡
3-16 經脈循行路線與足三陽大絡
3-17 動氣針法與大絡

3-1 臀部疼痛與骶椎

《內經．水熱穴論》論述尻上五行穴（臀部）之於骶椎，於《內經》中是很重要的一環，它不只是下半身的一部分，從《內經》之〈刺腰痛〉、〈血絡論〉、〈癲狂病〉……等篇章，都可以理解到，骶椎展現著生命的曙光。

骶椎呈三角形，上大下小，又稱仙椎，骶椎是由五塊骶椎組成一塊骶骨。骶骨在骨盆間成爲骨盆後腔的天井與後上壁，站立時呈倒三角形。骶骨下半部不負責支撐體重，骶骨上半部與腰椎鄰近的關係，就顯得很微妙。

駝背是胸椎後彎，彎腰則是骶椎（即第五腰椎與骶椎）後彎；胸椎與骶椎本來就會往後彎，當椎間盤出了問題，或所屬脊髓神經及控制的內臟器官出狀況，就會溯源發現是因爲損及椎間盤，而成了彎腰駝背。

人體的手腳動作，受控於脊髓的頸膨大與腰膨大，頸膨大的頭臂神經叢控制上肢，腰膨大的腰骶神經叢控制下肢，前者與胸椎後彎造成的駝背關係很大，後者與腰骶椎後彎而彎腰關係密切。

《內經》頭上五行穴（頭頂）及尻上五行穴（臀部）的所有穴道，都是肌肉與血管活動頻繁的部位，尻上五行即是這一切的基礎。其中，最重要的背闊肌的淺筋膜，與臀大肌的深筋膜，重重疊疊布在腸骨稜區，「重疊」的黏纏程度與「尻上五行」密切相關。

臀部痠痛，通常多是坐骨神經痛的表徵之一，其疼痛部位以環跳穴區爲多。至於骶骨區域之疼痛，則多爲馬尾神經被壓迫。二者之疼痛，以放血可速見其效；部位選擇，尋兩腿上青筋血絡，一般以踝、膝附近之區域爲多。

臀部疼痛：不當的站或坐姿勢、運動傷害、習慣性翹腳、長期坐硬板凳，都可能導致臀部深部組織受傷因而疼痛，甚至發炎腫脹，壓迫神經引起神經痛症狀，女性好發機率較高。臨床上，血瘀與氣虛各占一半，病症常二者兼之。若患者體力極爲虛弱，一定要先補後瀉，不宜貿然的先瀉。一般老弱者，宜先補三、五天後再瀉一天。少壯者，三餐前服用補劑，睡前服瀉劑，依臨床診斷斟酌運用。

小博士解說

髖肌後肌肉群位於臀部，又稱為臀肌，包括臀大肌（與手太陽大絡相應）、臀中肌（與手少陽大絡相應）、臀小肌（與手陽明大絡相應）、梨狀肌（與手太陽大絡相應）……等，豐滿的肌肉隆起形成臀部。臀大肌位於臀部淺層，使髖關節旋外、伸直軀幹、防止軀幹前傾，以維持身體的平衡。

臀大肌是人體內最大的肌肉。坐骨神經是連接大部分下肢肌肉的主要神經；因為坐骨神經通常會經過梨狀肌下方，這也是梨狀肌問題會誘發坐骨神經痛的原因。

周圍神經分布區

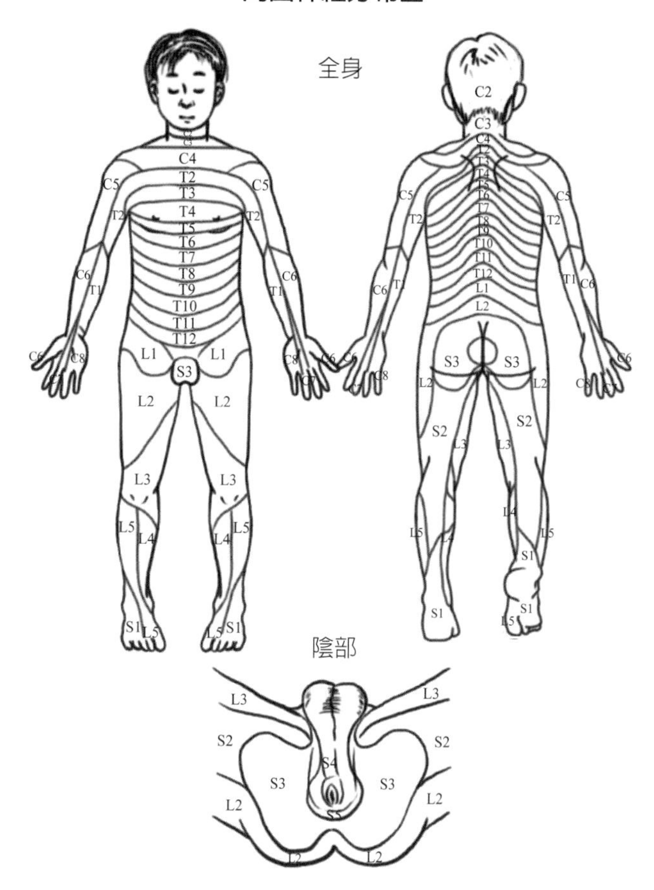

✚ 知識補充站

臀痛若靠近脊椎，多偏用腎、膀胱類的藥物，例如防風通聖散、腎氣丸。若偏腿側之臀痛，為少陽用藥，如柴胡加龍骨牡蠣湯、加味逍遙散。接近腹部之臀痛，多為陽明用藥，如半下瀉心湯、桃仁承氣湯。

闊筋膜張肌、背闊肌和臀大肌等，牽繫著腸骨稜區的筋膜。筋膜是貫穿身體的一層緻密結締組織，包繞著肌肉、肌群、血管、神經。人體的肌筋膜系統由淺至深遍及軟組織表面與深層；所以，筋膜分好幾層，分別叫淺筋膜、深筋膜、內臟筋膜，筋膜延綿不斷從頭到腳貫穿身體上下；可以有效地將每一條肌肉做功能區隔，減少彼此間的摩擦與擠壓，還可調節組織間的張力平衡。筋膜系統無異是人體維持正常功能運作的關鍵所在，可謂為人體的「第二個骨架」。

3-2 項背疼痛與豎脊肌

《內經》論督脈的「起」、「注」與「入」，幾乎就是與腦脊髓密不可分，80～150毫升的脊髓液的循環，約每四小時爲一週期，完全汰舊換新一次。

《內經．歲露論》論及衛氣從風府穴（督脈，枕骨與第一頸椎間）開始，每天走一節，每個晚上回到風府穴，走到第二十一天，第二十一節時，又從前面回來，二十一天就是七個頸椎、十二個胸椎、二個腰椎之總和，大約就是脊髓終止處。感冒發燒症狀痊癒常在二、三週，也多與病毒感染有關；女性月經週期爲二十八至三十天。

督脈總督領一身之陽經，稱「陽脈之海」，行於脊裏，上行至腦，從脊裏分出，屬腎，與腦、脊髓和腎關係密切。督脈牽繫著腦脊髓液，提供浮力，讓大腦重量由1400克減爲50克，減輕腦部底層的壓力，保護腦部減少損傷。腦脊髓液通往血流的方向成單向，可以帶走可能對腦部有害的代謝物質。當人累了或病了，督脈無法提供正常浮力，大腦重量無法由1400克減爲50克，就會產生頭暈或重或痛。督脈與手足三陽經脈運作不順暢，多因經脈異動，致使臟腑病變大不相同。

背部脊椎的兩側，從頸子到腰部都有厚而結實的肌肉保護著，60～70%的背痛多是來自於肌肉或韌帶，透過中樞神經系統與周圍神經系統，90%都反應相關經脈與臟腑功能狀況，約20～30%來自局部的結構問題，「筋膜」與「韌帶」亦是脊椎骨相關結構，除了骨頭和椎間盤結構之外，不可小看「筋膜」與「韌帶」。

脊椎的韌帶分五條，控制脊椎活動及避免脊椎之間鬆弛。頸部、背部與腹部肌肉環繞著脊椎，支撐著脊椎。背部與腹部肌肉受力來自上半身，負載強度比頸部來得大。大部分的腰椎手術都是從病人的背後進入，頸部脊椎的手術或有從前頸進入。

背部肌肉有內核心與外核心；「多裂肌」是腰椎部位最重要的肌肉群，多裂肌從頸椎後方一直延伸至腰椎，是支撐脊椎後方的主要力量。

小博士解說

豎脊肌起始於薦骨內側嵴上寬厚的腱的前表面，至腰部及第十一與第十二段胸椎的棘突；及由棘突上韌帶至髂嵴內唇的背部及薦骨的薦外側嵴，在此和薦結節韌帶及後薦髂韌帶相混雜。

豎脊肌的部分肌肉纖維會和臀大肌起始處的纖維相連。大塊多肉的肌肉纖維會在上腰部分成三段，即外側柱的髂肋肌（腰髂肋肌、背髂肋肌、頸髂肋肌）、中柱的最長肌（背最長肌、頸最長肌、頭最長肌）與內側柱的棘肌（背棘肌、頸棘肌、頭棘肌）。

豎脊肌

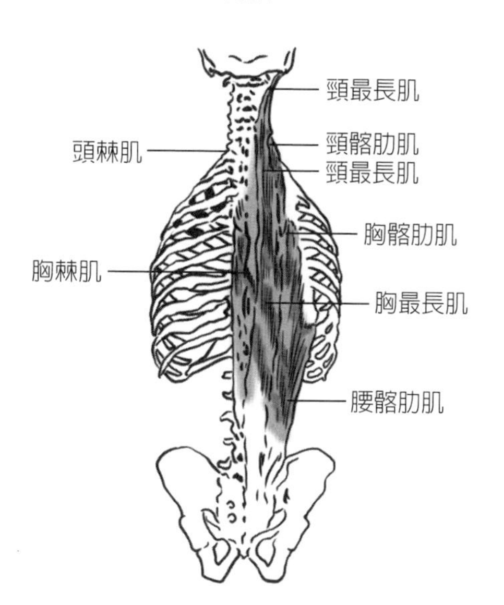

風府穴、啞門穴

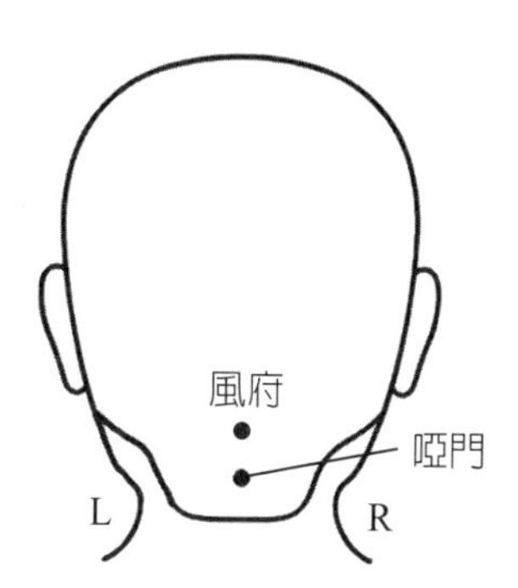

✚ 知識補充站

豎脊肌（一束肌肉和腱在胸部及頸部的延伸）位於脊椎一側的溝上。豎脊肌在腰部和胸部由胸腰筋膜所覆蓋，在頸部則由項韌帶所覆蓋。豎脊肌的肌肉和腱，在薦骨部位是狹窄且點狀的，起始的部位主要是腱的結構。在腰部豎脊肌較大，厚且多肉，往上分成三段，直至附著至脊椎骨和肋骨上，豎脊肌的尺度也會隨之漸漸變小。

「陰蹻脈至咽喉，與陽蹻交會於目內眥而交於腦」與「陽蹻脈到目及腦，從膀胱經脈風池，與督脈風府入於腦」，最重要關鍵是延腦。延腦是呼吸中樞，而第八、九、十、十一、十二對腦神經起始於延腦；斜方肌與胸鎖乳突肌由於第十一對腦神經副神經控制，第十對腦神經迷走神經控制自律神經系統，第八對腦神經關係著耳朵與聽聞功能；第九、第十二對腦神經關係著耳咽部的咽喉與吞吐功能。延腦與以上腦神經，彼此之間深度的相互牽扯，陰蹻脈與陽蹻脈之循環也因此深受其影響。

3-3 天牖五部與三陽大絡

《內經．寒熱病》：「頸側之動脈人迎。人迎，足陽明也，在嬰筋之前。嬰筋之後，手陽明也，名曰扶突。次脈，足少陽脈也，名曰天牖。次脈，足太陽也，名曰天柱。腋下動脈，臂太陰也，名曰天府。陽迎頭痛，胸滿不得息，取之人迎。暴瘖氣鞕，取扶突與舌本出血。暴聾氣蒙，耳目不明，取天牖。暴攣癇眩，足不任身，取天柱。暴痺內逆，肝肺相搏，血溢鼻口，取天府。此爲天牖五部。」

人迎穴位於頸側的頸動脈區域，是胸鎖乳突肌的前緣，涵蓋水突穴與氣舍穴區；扶突穴位於與人迎穴平齊的胸鎖乳突肌後緣，涵蓋天鼎穴與俞府穴區；以上都與左、右手陽明大絡相應。

天牖穴在胸鎖乳突肌終止部的乳突骨後緣，牽繫著椎動脈，涵蓋天柱穴與風池穴區；與左、右手太陽大絡相應。

天府穴位在肱動脈區域上，涵蓋天泉穴區；與左、右手少陽大絡相應。

人迎、扶突二穴：與手陽明大絡相應

1. 頸動靜脈：關係著頭部的血液循環。
2. 迷走神經：關係著體腔內臟的平衡。
3. 口腔、食道、胃腸：關係著消化、吸收、排泄的運作。
4. 鼻腔、氣管肺臟：關係著呼吸出入的循環。

天牖、天柱二穴：與手太陽大絡相應（穴區在第一頸骨與枕骨之間）

1. 椎動脈：關係著腦部的血液循環。
2. 頸神經叢：關係著頭項的神經循環。

天府穴：與手少陽大絡相應

1. 鎖骨下動脈：關係著上肢血液循環、動作百態及心臟體腔血液循環之平衡。
2. 臂神經叢：影響手臂神經循環及動作反應。

太衝穴、天容穴、天牖穴：與手少陽大絡相應。

太白穴、人迎穴、扶突穴：與手陽明大絡相應。

天牖五部主治七竅之暴疾。七竅功能良莠與腦部及五臟六腑之循環相關。大腦皮質中央溝後側的中心線，是軀體感覺區域，是皮膚和關節的感覺中心。中央溝前側的中心線，是軀體運動區域。「上矢狀靜脈竇」是左、右大腦半球的靜脈竇，是腦脊髓液回流心臟的主流道路，也是大腦皮質中央溝軀體感覺與軀體運動兩大區域的能量調節供應站。

小博士解說

臨床上，胸脇撞傷之治，活用於《內經．寒熱病》中的「天牖五部」，正適用於急救暴急之證，療效快且準。此五大穴在《內經》之〈本輸〉、〈根結〉等篇章中之論治，強化了〈經脈〉篇的理論基礎及診治效果。

除了施治於急證之外，更可用於平時保健及治療慢性病症。治療方法包括：毫針（含括撳針、針刀、埋線……）、灸（含括艾灸、針上灸、薑上灸、灸條……）、放血、刮痧、推拿、按摩、導引……等等，配合三陽大絡，診斷更精確，並可為處方用藥之導向。

扶突、人迎、天容、天窗

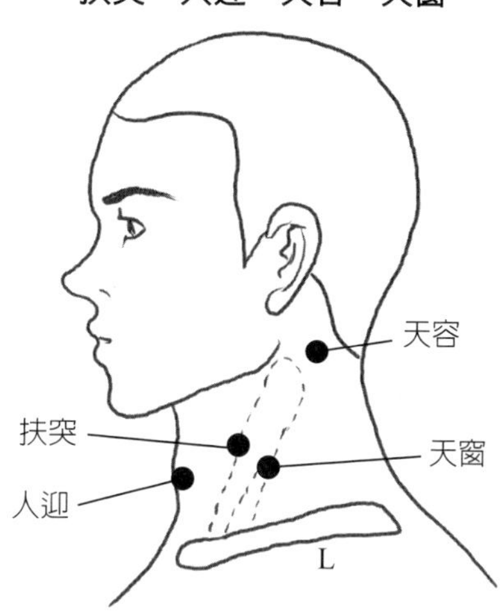

天牖五部

診治區域	症狀	併症	相應七竅
人迎，在嬰筋之前，足陽明也（穴區在頸動脈）與手陽明大絡相應	陽迎頭痛，胸滿不得息	喘	鼻
扶突與舌本出血……在嬰筋之後（穴區在頸動脈），手陽明也。與手陽明大絡相應	暴瘖氣鞕	喉痺	口
天牖，次脈足少陽也（穴區在乳突骨胸鎖乳突肌終止處）。與手少陽大絡相應	暴脾氣蒙，耳目不明	耳病 目病	耳 目
天柱，次脈足太陽也（椎動脈）。與手太陽大絡相應	暴攣痛眩，足不任身	目病 肢節病	目
天府，腋下動脈（肱動脈）臂太陰也。與手少陽大絡相應	暴癉內逆，肝肺相搏，血溢鼻口	鼻衄	口 鼻
備註：臨床症狀變化多端，不一而足，皆可依以上類推診治			

✚ 知識補充站

臨床上，開顱手術實例中，發現上矢狀竇中的「腦膜瘤」或靜脈栓塞，正在擠壓右頂葉中線附近的區域；當移除該腫瘤時，左腿皮膚感覺障礙與刺痛現象完全消失。《內經》〈刺腰痛〉、〈繆刺論〉……等篇章，都可以推論衍繹出錐體系統與三陽大絡的結合表現，從中可見診治錐體系統障礙的曙光。

3-4 類風濕性關節炎與三陽大絡

自體免疫疾病，很多患者對緩緩惡化的病情渾然不覺，有可能要花三～五年左右才能確定病症；而且每個患者平均得求診約六位醫師，才能確定禍首。

自體免疫疾病常見於頭腦部的有頭痛、焦慮、思緒朦朧、注意力不足。與內分泌及腎上腺有關者，如疲勞、又亢奮又疲累，或經常性的筋疲力竭；或有類風濕性關節炎或纖維肌痛的徵兆，肌肉疼痛無力；或貧血或缺乏維他命 B_{12} 等症狀；或臉部紅腫、粉刺、紅斑、濕疹、牛皮癬、皮膚炎；或肺部出狀況、過敏、氣喘、口乾、經常感冒；或消化道不適、胃絞痛、脹氣、腹脹、腹瀉、便秘。

只要患上前述一種以上的症狀，或許已離自體免疫疾病不遠；綜觀之，其生活習慣多有待調整之處，早睡、晨間運動、營養均衡……，讓腸道具備多元健康價值，得以較快速恢復活力。

類風濕性關節炎是四肢關節滑膜的慢性發炎，早期以關節腫脹及疼痛爲主，多爲對稱性；逐漸侵蝕軟骨及硬骨，造成關節的變形及功能喪失。多是身體免疫系統出了問題，破壞身體組織器官的自體抗體及發炎物質（如細胞激素）攻擊全身的關節以外，還侵犯其他的器官，如肝臟、脾臟、心臟、肺臟、血液系統、神經系統、淋巴系統等。

類風濕性關節炎病人分成血清陰性及血清陽性兩群，約三分之一的病人，局限在一個或數個關節炎；約有三分之二的病人，起初只有疲倦、噁心、全身無力、骨頭肌肉隱隱作痛之症狀，之後才出現滑囊膜發炎。

類風濕關節炎最常見的關節疼痛，活動時加劇。長時間不活動之後會關節僵硬，清晨剛睡醒時，滑囊膜發炎會造成關節腫脹、壓痛、活動不良、典型的侵犯關節，在手腕，手部的掌指關節（MCP）和近端指間關節（PIP）。早期的手肘侵犯會引起伸屈不良，膝關節侵犯則易引起慢性關節積液。腳部、腳踝也會受侵犯，脊椎則易侵犯頸椎，長期發炎之後，類風濕關節炎會引起特定的關節變形。

一般自體免疫疾病，其大絡診治是一樣的原則，通常以右手太陽大絡或右手陽明大絡爲主診治區，特別是久病的患者。

小博士解說

類風濕結節可能是由局部的血管炎演變而來的，主要發生於關節周圍及伸展面；大約20～30% 的類風濕性關節炎病人會有類風濕結節，多出現於手指、手肘的外側伸展面或其他受到壓迫的部位；出現類風濕結節，可能代表患者有預後不佳的情況；若早期發現到關節有被侵蝕破壞的現象，或是抽血發現發炎指數上升，有家族性病史者，整體預後情況亦不樂觀。

風濕性關節炎與類風濕性關節炎之比較

病名	病因	症狀	診治
風濕性關節炎	1. 風濕病（風濕熱）的症狀之一 2. 因身體感染β溶血性A群鏈球菌後，免疫系統為了對抗而強化，結果過度攻擊各組織，導致發炎、疼痛、化膿 3. 不是全然是免疫系統問題	1. 多半發作在大關節，如：膝蓋、手肘、手腕等部位，是「非對稱式」 2. 可能伴隨舞蹈病 3. 風濕病多半發生在8～15歲左右的年齡層，且患者本身免疫系統敏感度特別高而產生	1. 風濕熱造成的關節炎多半在3～4週內可改善，也可治癒 2. 中醫臨床診治：比較壓診手三陽大絡，依證採針、灸、砭、導引按蹻及藥物處方等治療
類風濕性關節炎	1. 自體免疫異常所導致的慢性發炎性疾病；無故攻擊關節組織，讓骨質受到侵蝕、軟骨裂解 2. 可能個人有易造成類風濕性關節炎的特殊基因 3. 因外來的病原體感染，例如病毒等亦可能誘發	1. 關節有「對稱性」紅腫熱痛 2. 嚴重者可造成關節僵硬、扭曲、損壞，無法恢復以致功能受限 3. 可發生在任何年齡層，以中年女性罹患率最高，國人患者女性是男性的3～4倍	1. 目前仍無可治癒藥物，但可抑制疼痛，延緩病情惡化 2. 中醫臨床診治：比較壓診手三陽大絡，依證採針、灸、砭、導引按蹻及藥物處方等治療

✚ 知識補充站

血管炎的症狀包括：手指動脈炎、周邊神經病變、表皮潰瘍、心包膜炎、內臟動脈炎。其皮膚黏膜、骨骼肌肉、神經系統，以及心臟血管、肺臟、腎臟、腸胃等器官組織，都會遭受損壞。病理上可見它是全動脈炎，動脈炎併肺動脈高壓、細支氣管炎、肺部結節、肺間質纖維化、肋膜炎、肺炎。有些病人會發生乾眼症、鞏膜炎等。

3-5 腳踝傷與三陽大絡

《內經．經脈》膀胱經脈「起於目內眥，……循肩髆內，挾脊，抵腰中，入循膂，絡腎，屬膀胱；其支者，從腰中下挾脊，貫臀，入膕中；其支者，從髆內左右，別下，貫胛，挾脊內，過髀樞，……以下貫踹內，出外踝之後，循京骨，至小趾外側。是動則病……脊痛，腰似折，髀不可以曲，膕如結，踹如裂，是爲踝厥。」

膝後之經脈與第二腰椎至第二骶椎緊密連繫，相應於膀胱經脈背俞穴的腎俞到膀胱俞；此類腰痛，若是舊疾，以針灸治療腎俞至膀胱俞，其相應之三陽大絡爲手太陽大絡。

《內經．經脈》膽經脈「起於目銳眥，……下頸，合缺盆，以下胸中，貫膈，絡肝，屬膽，循脅裡，出氣街，繞毛際，橫入髀厭中；其直者，從缺盆下腋，循胸，過季脅下合髀厭中，以下循髀陽，……直下抵絕骨之端，下出外踝之前，循足跗上，入小趾次趾之間。……是動則病……體無膏澤，足外反熱，是爲陽厥。」

膝前之經脈與第九胸椎至第十二胸椎緊密連繫，相應於膀胱經脈背俞穴的肝俞至胃俞，此類腰痛，若是舊疾，以針灸治療肝俞至胃俞，並與手少陽大絡相應。

《內經．經脈》有脾經脈、腎經脈和肝經脈，循行經內踝：

脾經脈，「起於大趾之端，循趾內側白肉際，過核骨後，上『內踝』前廉，上踹內，循脛骨後，交出厥陰之前，上膝股內前廉。」其診治以手陽明大絡爲主。

腎經脈，「起於小趾之下，邪走足心，出於然谷之下，循『內踝』之後，別入跟中，以上踹內，出膕內廉，上股內後廉，貫脊，屬腎，絡膀胱。」其診治以手太陽大絡爲主。

肝經脈，「起於大趾叢毛之際，上循足跗上廉，『去內踝』一寸，上踝八寸，交出太陰之後，上膕內廉，循股陰，入毛中……。」其診治以手少陽大絡爲主。

小博士解說

通過腳踝的肌肉群：

1. 前側：脛骨前肌、伸拇長肌、伸趾長肌。相應的三陽大絡以手陽明大絡為主。
2. 後側：腓腸肌、比目魚肌、蹠肌、脛骨後肌。相應的三陽大絡以手太陽大絡為主。
3. 外側：腓骨長肌（腳底第四層）、腓骨短肌、腓骨第三肌、脛骨前肌。相應的三陽大絡以手少陽大絡為主。
4. 裡側：屈拇長肌、屈趾長肌（腳底第二層）、脛骨後肌（腳底第四層）。相應的三陽大絡以手太陽大絡為主，手少陽及陽明大絡為輔。

內踝附近臨床上常用診治穴道

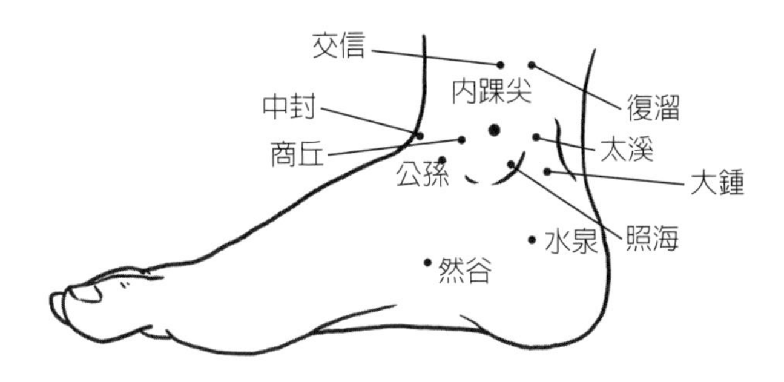

操作易筋經第十式「臥虎撲食」養護腰與踝

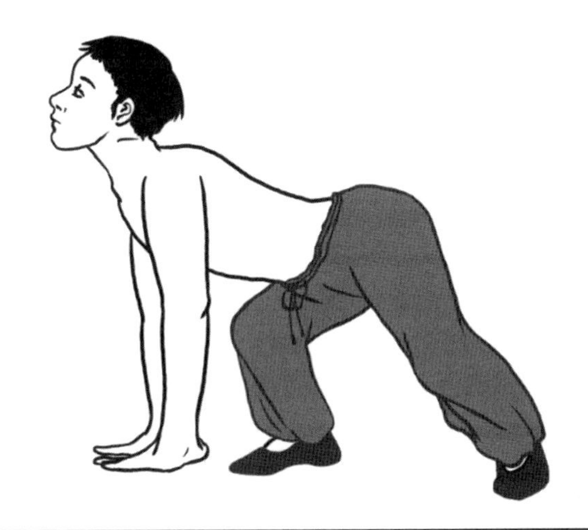

✚ 知識補充站

踝傷多是新傷，腰痛常是舊疾，球類的職業傷害，日積月累於膀胱經脈的「運動量」與「傷損」，需要好好治療與養護，針灸治療與導引按蹻可以有效改善新傷與舊疾，依證有的不需吃中藥亦見不錯之療效。

臨床上，導引按蹻治法中，《易筋經》的操作常常能立竿見影。第十式「臥虎撲食」的第一個動作：「兩腳分蹲身似傾」，身體是傾斜的，有「正」有「歪」就產生療癒效果；「佝背腰還似砥平，鼻息調元勻出入，指尖著地賴支撐」，所有的力量集中在指尖；「降龍伏虎神仙事，學得真形也衛生。」《易筋經》歌訣始於「立」，終於「起」，人要起立，要愛惜生命，死而後已。

3-6 七節頸椎診與三陽大絡

七個頸椎與八個穴道，反應人的生活習慣與生命態度。從頸椎診治落枕，效果很好，搭配三陽大絡診治，效果更彰顯。

《內經．本輸》：「凡刺之道，必通十二經絡之所終始，絡脈之所別處，五俞之所留，六府之所與合，四時之所出入，五藏之所溜處，闊數之度，淺深之狀，高下所至。」

七次脈頸中央督脈曰風府，與枕骨、第一頸神經緊密相關，其診治以手太陽大絡爲主。「左太陽大絡主證」，宜免疫湯（人參敗毒散）；「右太陽大絡主證」，宜腎氣湯。

四次脈足少陽曰天容，與第三頸骨、第四頸神經息息相關，其診治以手少陽大絡爲主。「左少陽大絡主證」，宜大柴胡湯；「右少陽大絡主證」，宜小柴胡湯。

三次脈手太陽曰天窗，繫於第四頸骨、第五頸神經，相應於手太陽大絡。「左太陽大絡主證」，宜免疫湯；「右太陽大絡主證」，宜腎氣湯。自律神經系統之交感神經系統，讓心跳加快，卻讓腸子運作減慢。

副交感神經活化消化器官，副交感神經系統讓心跳減慢，卻讓腸子運作加快。這兩個神經系統無法切割。

骶骨區的副交感神經（S2～S4）負責下行結腸與膀胱尿管的排泄功能，相應於右手陽明大絡，觸壓診以右側人迎、扶突感應強烈，爲「右陽明大絡主證」，宜平胃散。

頭頸部的副交感神經（第十對腦神經—迷走神經）負責消化吸收功能，相應於左手陽明大絡，觸壓診以左側人迎、扶突感應強烈，爲「左陽明大絡主證」，宜四君子湯。

小博士解說

頸項、肩臂痛久久不癒，導以導引按蹻「箏曳鷹展操」：

1. 兩手向上抬舉，雙手向左右展開至極限。
2. 再咬緊牙關，舌頂上顎，似風箏搖曳天空中，似大鷹展翅飛翔。
3. 操作時口水越多，吞嚥也多，耳咽管及舌骨也隨之活化。
4. 忍耐越久，越有效果，最終強化自體免疫機能。

持恆操作，透過肩關節的鼓動（肩胛骨與肱骨的球形關節），帶動斜方肌、背闊肌、小菱形肌、大菱形肌、提肩胛肌、肩胛舌骨肌、岡上肌、岡下肌、喙肱肌、三角肌、肱二頭肌、肱三頭肌、小圓肌、大圓肌、前鋸肌、肩胛下肌、胸小肌等十七塊肌肉，活化橫膈膜與肋間肌，以及腹部肌群，並聯結到背部的肝俞、魂門，與胸部的期門。

同時，因為以上肌肉群的肌力提升，同時促進頸項、肩臂相關經脈、神經、血管之流通，自是大大降低肩頸疼痛的機率。

箏曳鷹展操（漢朝馬王堆帛書鷂式）

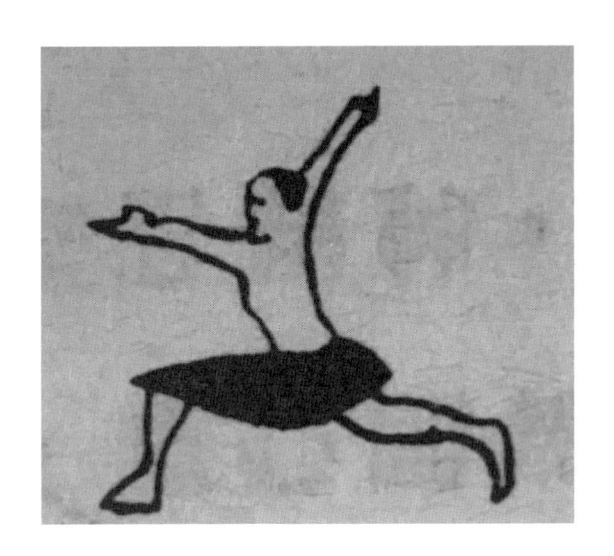

知識補充站

說話時有不自主聳肩的習慣；面診，額頭與鼻頭黯濁沒光澤，人中與下巴又微僵硬且灰黯，眉眼之間眼瞼區色澤稍灰黯，一側的眼尾會微微抽搐，如果有其中二至三項者，不少的比例是從年輕時候就經常落枕者。其臍旁之腹腔內臟器、升結腸與降結腸，多數循環不暢；連帶其所屬經脈循環也隨之不良，進而無法充分濡養相關之經筋及脊骨，而導致有習慣性落枕的現象。

習慣性落枕者，受上、下神經系統互通有無之影響，還會伴有偶發性之腰痛。要達到根本治療之效，需合併運動及藥物治療，以及飲食營養調理、生活作息步調調整，多管齊下始能見效，且效益較持久。

風府穴旁開三寸有風池穴（兩穴區位於枕骨與第一頸椎間），旁有乳突骨，分布有三焦經脈所屬四穴：耳後的瘈脈穴，其上有顱息穴，再上有角孫穴，下有翳風穴。一般人耳朵到頭髮處約有一寸，顱息穴到髮際約半寸。牽繫著手太陽大絡。

循行經乳突骨的三焦經脈，其後有膽經脈諸穴：角孫穴上去一寸半有天衝穴，天衝穴往上零點三寸有率谷穴，乳突骨後緣有完骨穴，乳突骨前緣下頷骨角與完骨間的縫穴有小腸經脈的天容穴（穴區位於第三與第四頸椎間），天容穴兼為膽經脈的頸部本輸穴。牽繫著手少陽大絡。

觸壓天容穴疼痛感強烈，最近又懶得開口，懶得進食，懶得咀嚼食物，顯示太陽小腸經脈之循行過程，以及小腸之消化、吸收有狀況。

3-7 腎俞、腎街、腎行之水病

《內經．水熱穴論》：「水俞五十七處者，是何主也？」

1. 腎俞：尻上五行（二十五穴）。
2. 腎街：伏兔上各二行（二十穴）。
3. 腎行：太衝，三陰之所交（太衝十二穴）。

「故水病，下為胕腫大腹，上為喘呼，不得臥者，標本俱病，故肺為喘呼，腎為水腫，肺為逆不得臥，分為相輸俱受者，水氣之所留也。……凡五十七穴者，皆藏之陰絡，水之所客也。」

臨床上，大絡診治，依據《內經．水熱穴論》之腎行—太衝—三陰之所交結於腳也，踝上各一行行六者，此腎脈之下行也，名曰太衝；踝上各一行行六者，即為：太衝、照海、復溜、交信、築賓、陰谷，左右各一共十二穴；從太衝穴區到照海穴區，含蓄著然谷穴區。

《內經．繆刺論》：「邪客於足少陰之絡，令人卒心痛暴脹，胸脇支滿，無積者，刺然骨之前出血，如食頃而已。不已，左取右，右取左。」以「然谷」穴區為「瀉」。《內經．本輸》：「腎出於湧泉，湧泉者足心也，為井木；溜於然谷，然谷，然骨之下者也，為滎；注於太溪，太溪內踝之後跟骨之上陷中者也，為俞；行於復溜，復溜，上內踝二寸，動而不休，為經。」以「太溪、復溜」穴區為「補」；肝腎負擔過重的勞損，休息調養是最重要的，搭配「然谷」穴區之「瀉」——放血，與「復溜」穴區為「補」——灸，或單一為之，或交互搭配，再對證下藥，或腎氣湯，或養肝湯（補中益氣湯），是運用古經典的代表精髓，常用於長年自體免疫疾病的重證患者。

如果右側「然谷」與「太溪、復溜」較左側腫脹或塌陷，則多選擇右側照海穴區六針（《內經．水熱穴論》），右太衝穴至俠溪穴區九針（《內經．熱病》），全用 0.15 公分撳針施治。配合以動氣針法效果更好。

大絡診治過程中，下針前，先比較左、右手陽明大絡腫脹或塌陷，左陽明大絡腫脹或塌陷，則補之；右陽明大絡腫脹或塌陷，則瀉之。

小博士解說

足跟就是後足（稱踵骨）的距骨與跟骨，觸壓抓拿距骨與跟骨的穴群，尋覓腎經脈（照海穴與脛骨後肌）、膀胱經脈（申脈穴與腓骨長肌），比較照海穴（或太衝穴）與申脈穴（足臨泣穴）的腫脹或塌陷，較腫的為病本；臨床大絡診治，照海穴（或太衝穴）較腫脹，針刺右太陽大絡；申脈穴（足臨泣穴）較腫脹，針刺左太陽大絡。如此診察病本與病標，必可增進之後的精確診治，並提升療效。

太白、然谷、照海、太溪、復溜

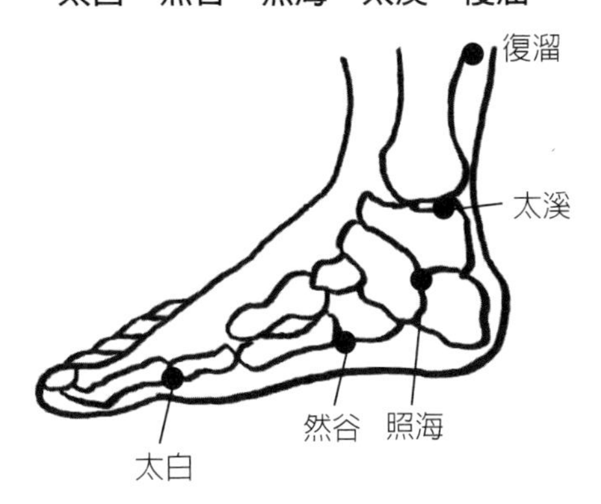

太衝穴與足臨泣穴

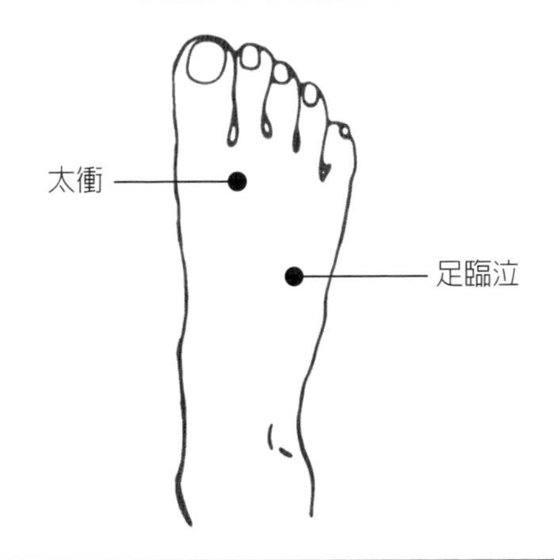

✚ 知識補充站

太衝穴，在大拇趾與第二趾之間，與脾經脈的太白穴，兩穴分別在第一蹠骨內側與外側。站立、行走、坐臥只要屈曲腳趾，尤其是大拇趾用力，屈拇長肌與屈拇短肌，就會激活太衝穴，忍耐再忍耐，到受不了的時候才放鬆，反覆再三，可以激活大隱靜脈回流到淺腹股溝鼠蹊部淋巴結。

用力翹起腳大拇趾，可激活伸拇長肌與外展拇趾肌，如此屈拇趾與伸拇趾，強化腳底第四層肌肉（腓骨長肌與脛骨後肌終止於第一蹠骨底下），進而活絡肝、膽、脾、胃經脈相關的骨骼肌幫浦，讓相關靜脈順暢回流心臟，心臟也順利將動脈血輸送養益肝、膽與胃。睡覺前與醒來時，躺在床上，確實活動 3～5 分鐘，激活第一蹠骨及相關生理功能，可以提升睡眠品質，起床後更有精神。

3-8 三消與三陽大絡

先天不足，後天失調，未老先衰，導致「腰痠」、小便顏色深；俗話說「下消」，患者不乏是長期服用糖尿病或高血壓藥物者，多屬生活習慣病之類的慢性病症。

《丹溪心法》分「三消」爲：上消、中消、下消。從古鑑今，其來有自。「上消者，肺也，多飲水而少食，大小便如常；中消者，胃也，多飲水而小便赤黃；下消者，腎也，小便濁淋如膏之狀，面黑而瘦。」

「上消」上焦病，渴證，大渴引飲，上焦之津液枯涸，又稱膈消（心肺功能與橫膈膜）。頸臂神經叢乏力，上肢疲憊不已。其診治以左、右手陽明大絡爲主。改善上消，除大絡治療之外，同時要養成晨起運動的習慣，增進肺呼吸器官的功能。

「中消」中焦病，多食善飢餓，日益消瘦，又稱消中（消化器官與附屬消化器官）。周圍神經叢乏力，四肢疲憊不已；其診治以左、右手少陽大絡爲主；而且要配合良好的飲食習慣，強化腸胃等器官的消化功能。

「下消」下焦病也，小便黃赤，多淋濁，如膏如脂，面黑耳焦，日漸消瘦，又稱腎消（肝腎功能與盆膈膜）。腰骶神經叢傳導滯礙，下肢疲憊不已；其診治以左、右手太陽大絡爲主；而且要求養成早睡早起的習慣，充足的睡眠以養腎藏精。

三消對應腰痠部位：

肝膽經脈：第九胸椎～第一腰椎間的腰痠，左金丸（脾胃證）及六味地黃丸（腎、膀胱證）——「膽足少陽之脈，是動則病口苦，善太息，心脅痛不能轉側。主骨所生病者，頭痛頷痛，……缺盆中腫痛，腋下腫，馬刀俠癭，……胸脅肋髀膝外至脛絕骨外髁前及諸節皆痛。」

肝足厥陰之脈，起於大指叢毛之際，是動則病腰痛不可以俯仰，丈夫㿉疝，婦人少腹腫，甚則嗌乾。

脾胃經脈：第十一胸椎～第四腰椎間的腰痠，補中益氣湯及獨活寄生湯——「脾足太陰之脈，是動則病舌本強，……身體皆重。脾所生病者，舌本痛，體不能動搖，食不下，……不能臥，強立股膝內腫厥。」

腎、膀胱經脈：第二腰椎～第二骶椎間的腰痠，腎氣湯（丸）及生血補髓湯（丹）——「膀胱足太陽之脈，是動則病衝頭痛，目似脫，項如拔，脊痛，腰似折，髀不可以曲，膕如結，踹如裂，是爲踝厥。主筋所生病者，痔瘧狂顛疾，頭顖項痛，……項背腰尻膕踹腳皆痛。」

「腎足少陰之脈，起於小指之下，是動則病飢不欲食，……喝喝而喘，坐而欲起，……心惕惕如人將捕之，是爲骨厥。主腎所生病者，口熱舌乾，……脊股內後廉痛，痿厥嗜臥，足下熱而痛。」

小博士解說

《丹溪心法．消渴四十六》：「消渴，養肺、降火、生血為主，分上中下治。……上消者，肺也，多飲水而少食，大小便如常；中消者，胃也，多飲水而小便赤黃；下消者，腎也，小便濁淋如膏之狀，面黑而瘦。」

與三消相關的脊髓橫切面圖

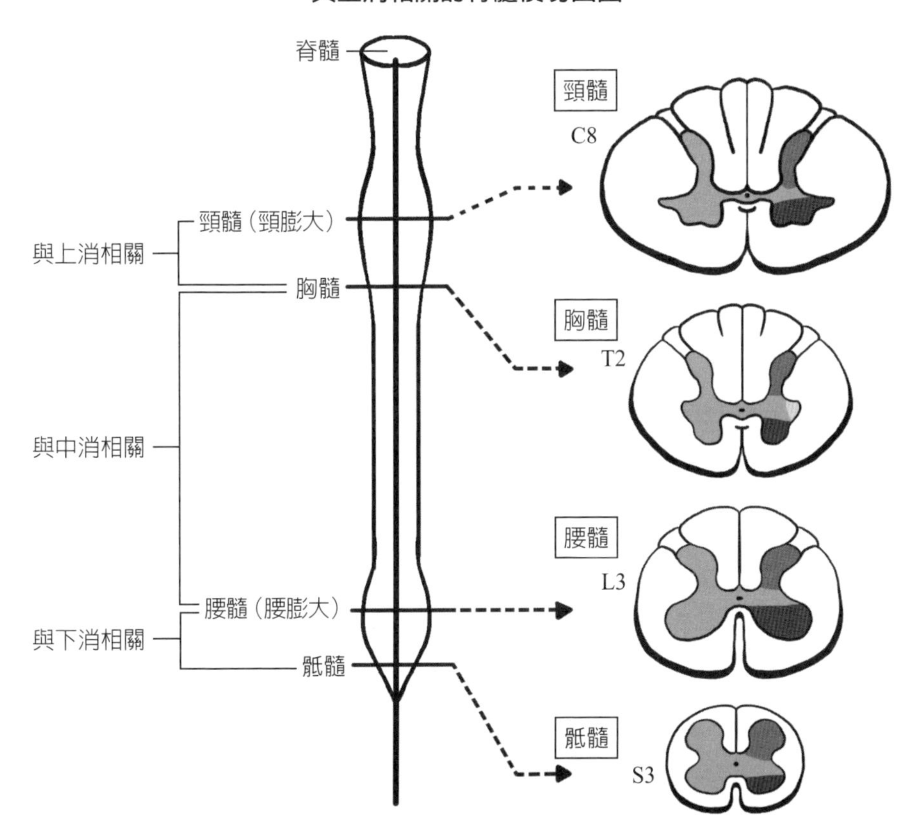

✚ 知識補充站

《溫病條辨》之「天根月窟膏方」治下焦陰陽兩傷，八脈告損，急不能復，「胃氣尚健，無濕熱證者」方可與之；胃弱者不可與；無濕熱證者，體液循環不順，宜運動或復健強化，可增進藥效吸收。男子遺精滑洩，精寒無子屬腎虛可服；婦人產後下虧，淋帶癥瘕，胞宮虛寒無子，數數殞胎，年老腰膝尻胯痠痛者。

保胎，莫若平時長服「二十四味專翕大生膏」，輕者一料，即能大生，重者兩料（滑胎三、四次者），永不墮胎，每一料得乾丸藥二十斤，「每日早中晚服三次，每次三錢，約服一年」。

吳鞠通製「二十一味專翕大生膏」，原為產後亡血過多，虛不肯復，痙厥心悸等證而設，後加鹿茸、桑寄生、天冬三味，成「二十四味專翕大生膏」，保三月殞胎三、四次者，獲效多矣。

3-9 五十肩與三陽大絡

五十肩，係肩膀關節囊組織發炎，甚至沾黏，導致肩膀疼痛，同時造成肩關節攣縮，關節活動受限，無法抬高完成許多日常的動作，如抬手晾衣服、穿衣服、舉高取物……等等；左右兩肩都可能發生五十肩，但兩肩同時發生的機率相對的很少。

臨床上，舒緩五十肩疼痛，可從頸部本輸穴著手；人迎、扶突、天窗三穴之壓診比其他穴位易得、便捷。人迎（與足陽明大絡相應）、扶突（與手陽明大絡相應）、天窗（與手太陽大絡相應），三穴幾乎成一水平線。三穴依序屬於胃、大腸與小腸三經脈。同時，與大腸經脈前臂的手三里、上廉與下廉三穴，分別感應於胃、大腸與小腸三經脈；也與胃經脈小腿部的足三里、上巨虛與下巨虛三穴相應。

手三陽大絡與人迎、扶突、天窗三穴，頸部（本部）與胸鎖乳突肌，前臂部（上部）與肱橈肌，小腿部（下部）與腓骨長肌；這些穴區及肌肉分布部位之膚表色澤、肌肉鬆緊度，以及關節活動情形，都是診治重點。

其次，診斷五十肩，面診最重要的部位是人中，人中平扁與下巴微歪一側，必然是長期缺乏運動；第四腰椎與第五頸椎的周邊肌肉群，日久失修，相對應的腰腹部髂腰肌與腹外斜肌等，肩頸部的肩胛舌骨肌與提肩胛肌等，都會出現鬆垮、沒彈性的現象；因爲此相關於頸臂的組織弱化，都是造成五十肩的可能原因。

發生五十肩，不少爲職業關係或生活惰性，如第五頸骨病症多伴有第四腰骨病症，「察其經絡之實虛，切而循之」，按而彈之多「右手太陽大絡」最痛，屬虛弱之症，補之緩緩見效，用毫針三針「輸刺」之。「左手太陽大絡」最痛，屬感冒風寒之症，瀉之立效，用毫針 30 號一寸半一針「偶刺」之。

小博士解說

天牖與天柱兩穴分別在乳突骨後緣（胸鎖乳突肌）與第一、二胸椎之間（斜方肌、半棘肌），從頭顱內部的動脈與靜脈流布，來看天牖與天柱兩穴，天牖穴（枕骨、枕竇）關係著頸內靜脈，回歸頸總靜脈，再回上腔靜脈；天柱穴（第二頸骨、環竇）關係著椎靜脈，回歸鎖骨下靜脈，再回上腔靜脈。頭頸部之動脈、靜脈循環滯礙者，在天牖與天柱兩穴區都有跡可循。有此狀況者，亦較容易發生五十肩症狀。

人迎、扶突、天窗

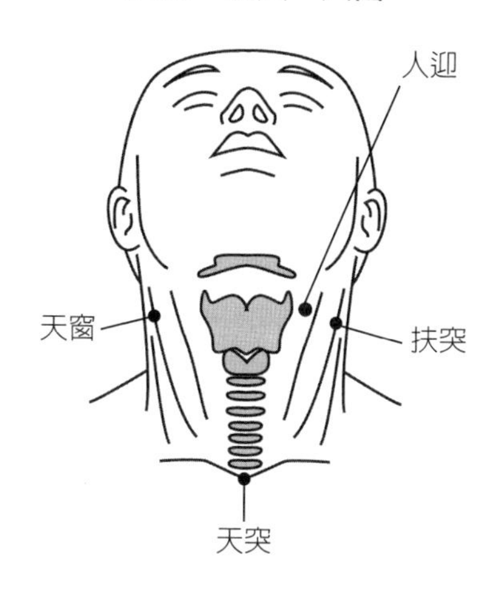

按摩天突、廉泉、承漿刺激舌下神經襻

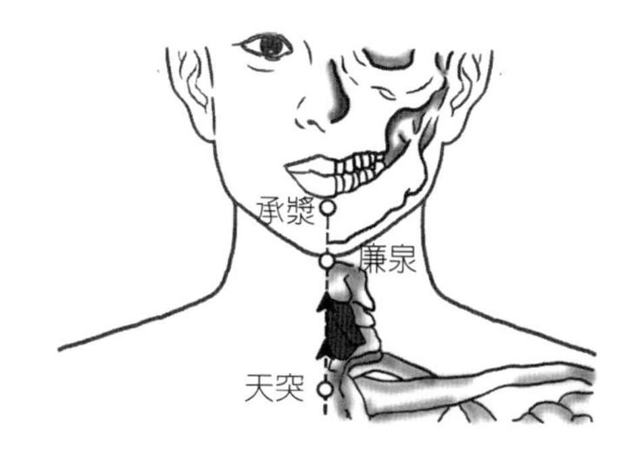

✚ 知識補充站

頸襻又名舌下神經襻，是頸部的一對圈狀神經，屬於頸神經叢的一部分。由第一至第三頸神經構成；此神經支配舌骨下肌群其中三對：胸舌骨肌、胸甲肌、肩胛舌骨肌。一旦頸襻傳導阻滯，或相關之肌群有狀況，主要會相應於手太陽大絡與手少陽大絡。臨證時，以觸壓診此二大絡之疼痛反應為主，並據以施治及處方。

第一頸神經隨舌下神經走行，在頸動脈三角內離開此神經，沿頸內動脈及頸總動脈淺面下行，名「頸襻上根」，其症狀反應以手太陽大絡為主。

第二、三頸神經通過頸叢聯合，發出降支，稱「頸襻下根」，其症狀反應以手少陽大絡為主。

「頸襻上根」與「頸襻下根」兩根在「肩胛舌骨肌」中間腱上緣，平環狀軟骨弓處，在頸動脈鞘淺面合成頸襻。

3-10 媽媽手與三陽大絡

「媽媽手」爲「狹窄性肌腱滑膜炎」，大拇指近手腕處持續疼痛及腫脹，甚至無法使力；嚴重者肌腱的滑動受限或造成沾黏。常發生於30～50歲的女性，一般統計女性的發生率約是男性的六倍之多。多肇因於不正確用力，不當使力，或與反覆用力過度，如洗衣服、扭毛巾等。

至於孕媽們因懷孕末期荷爾蒙改變，滑囊本身就容易有輕微的炎症反應，只要稍微施力不當，很容易造成「媽媽手」；而且，並非媽媽的專利，照顧嬰兒的爸爸，也可能患上。

媽媽手的腕傷，在產後常見，看似肌腱發炎，依脈診、穴診後，可確定多爲長期內分泌失調者，多伴見腦與脊髓的中樞神經系統失調，間接影響周圍神經系統，波及脊髓頸膨大、腰膨大和腦下垂體機能狀況。腦下垂體後葉攸關催產素與血液循環系統，多肝經脈與腎經脈有長時間過勞的問題。腦下垂體前業攸關泌乳激素與神經傳導系統，多肝經脈與心經脈有長時間精神情緒管理的問題。

產後媽媽手之患者，針三針（齊刺），腕若仍痛，再加兩針，共五針（揚刺），腕痛多會舒緩。針治的時候，同時服五苓散加官桂，促其體內循環，可以加速痊癒。產後媽媽手之患者，及工作需要常用手腕者，一定要規劃較長期的服藥，並適度休息。工作時宜佩戴護腕，禁忌食用麵、筍、薯之類的食物。

產後媽媽手其腕關節韌帶之緊密鬆疏，與其經脈之經氣及元氣成正比。若二腕韌帶皆鬆則元氣必虛，精氣神亦常不足；若單側鬆，其所屬經脈經筋必有損傷。「察其經絡之實虛，切而循之。」按而彈之，若是「左手太陽大絡」最痛，屬實滿之證，瀉之立效，用毫針五針「揚刺」之，正內一傍內四，治寒「傷損」氣之博大者。若是「右手太陽大絡」較痛，屬虛弱之證，補之緩緩見效，用毫針三針「齊刺」之，正內一傍內二，治寒「傷損」氣之小者。

手腕扭傷一般診治法：大絡診斷先陽溪、陽池、陽谷三穴比較診斷，必要時再比診太淵、大陵、神門；進一步，再加上小海、天井、曲池三穴比診，以及少海、曲澤、尺澤比診；若過一宿的損傷，多數可由異側的大絡診知其受傷的主要經脈與經筋。

小博士解說

產後媽媽手與無名扭傷，多以大絡診治，簡便效卓、立竿見影。患者若懼針，可用推拿或外敷藥治療。如果，指頭扭到或脫臼，用針治、推拿皆效果不彰者，必須捉拿入臼，亦即「真矯假接」。「真矯」，骨頭關節脫臼，一定要矯正入位；「假接」骨頭斷裂，大約接正即可，不需百分之百的對正對齊。

頸臂神經支配手部各區皮膚感覺

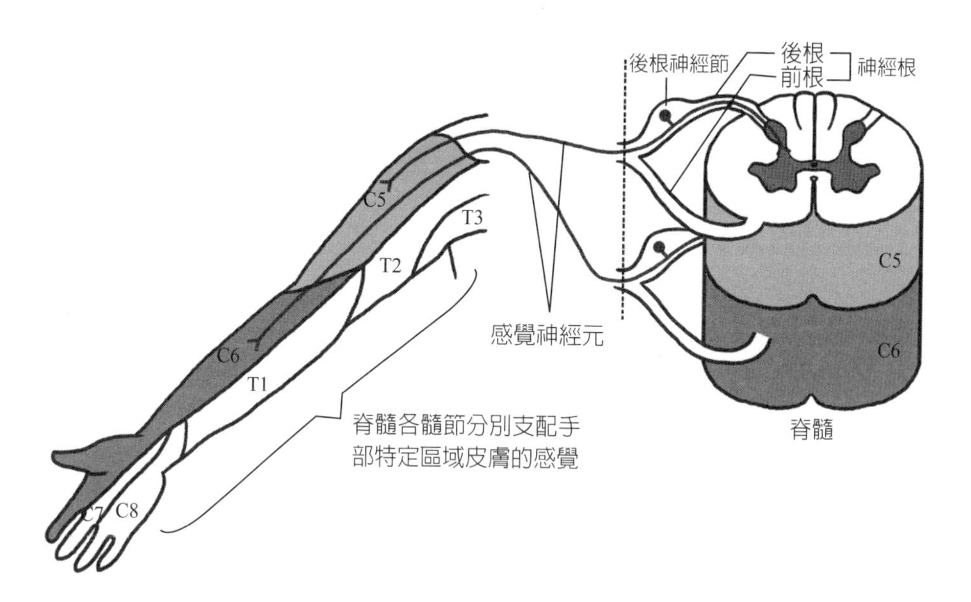

✚ 知識補充站

習慣性手指扭傷者，其所屬之經脈經筋必較為虛弱。

若為大拇指，多與肺呼吸系統相關，與肺經脈相應。平時即有容易感冒、支氣管炎症、免疫力低下、容易過敏之現象。無運動習慣者，症狀更明顯，發生頻率比有運動習慣者高出很多。

若為食指，多與飲食習慣與大便排泄狀況，及大腸經脈相關。三餐不定時定量、好食重味多脂、有習慣性腹瀉或便秘者，多併見食指僵硬、長疹、發癢之情況。

若為第三、四指，多與精神、情緒及生殖系統相關，與心包經脈及三焦經脈相應。或併見性功能障礙、不孕、經帶失調、生理痛、情緒起伏大、容易疲憊等現象。

若為第五指，多與精志及汗尿排泄、心血管循環相關，與小腸經脈及心經脈相應。經常伴有精力不足、消化吸收不良、容易胸悶喘促、常常鬱卒不樂。

以上症狀最簡易的自療方法，就是經常自己壓按容易扭傷之手指指縫間的大絡；例如食指易扭傷，常按該手的陽明大絡，進一步比較哪一大絡區最痛，同時加強壓按，必有改善之效。

3-11 肝腎虧損與三陽大絡

長期工作過勞造成的莫名扭傷，多在肝腎虧損狀態下發生，治本之道還是要養護肝腎之不足。望診手腳，如果找不到血絡，不必勉強放血，也無法施予放血治療，此刻即應根據脈象，處方服藥，亦多可見效。

如：左關脈弦細，安居本位，依脈診處方以舒節湯，或有可能是養肝湯（補中益氣湯）。壓按其手「大絡」診，可能怎麼觸壓都比較不出疼痛差異，需再次觸按大絡，以確定是舒節湯證。

膽經脈與膀胱經脈循環有礙，分屬膀胱經脈之「踝厥」與膽經脈之「陽厥」；臨床上，給予舒節湯 100cc，多立即見效。再以撳針五針（揚刺）刺補左手太陽大絡，三針（齊刺）瀉刺左手少陽大絡；左、右耳垂枯灰處再各一針；患者都會感覺到：「又好很多了！」

年輕族群的初期勞損，常常出現左手太陽大絡較塌陷；中年之後，多見右手太陽大絡較疼痛。年輕人一定要養護自體免疫系統與交感神經系統，清晨有氧運動三十分鐘至一小時以上，運動前後，服飲熱免疫湯（人參敗毒散）爲主，持恆爲之，多能舒緩疲勞倦怠，提振精氣神。

中老年人一定要早睡，夜裡養護內分泌系統與副交感神經系統，讓肝臟、脾臟及脊髓獲得休息養護，比任何醫療還重要。「工作過勞，肝腎虧損」，好好休息好好保養是爲上策！

腰背受傷，多爲岔氣、扭傷。腰部扭傷以背俞、腹募分類：若腹募痛，多爲臟器疾病所引發，多偏血證；若背俞痛，多爲經脈疾病所引發，多偏氣證。氣與血，臟腑與經脈，在診治中是對比關係，並非絕對。

小博士解說

急證，經大絡診，壓按到左、右手少陽大絡的痛感反應都很強烈時，輸刺左少陽大絡，吸氣時，左手五指張開，豎起左手腕。輸刺右少陽大絡，呼氣時，右手五指張開，豎起右手腕。讓患者配合自然呼吸抬動左右手腕及手指。

動氣針法，同時針刺左、右手少陽大絡時，當抬動腕、指，反應較痛的一側為主證；若是左少陽大絡痛感較強烈，宜疏肝泄膽，屬加味逍遙散證。若是右少陽大絡痛感較強烈，宜養護肝膽，屬補中益氣湯證處方。

手大絡之齊刺、揚刺多採動氣針法：

1. 瀉則吸氣，同時抬腕。
2. 補則呼氣，同時抬腕。

肝性腦病變簡介

肝性腦病變原因及症狀	肝性腦病變之照護
肝臟病變如肝硬化、肝衰竭，致肝功能降低，使蛋白質代謝異常，造成血液中氨值增加，這些毒素進入腦部後，抑制腦活動，引起意識改變；又稱肝昏迷	飲食管理：減少腸道氮基物質，攝取高纖食物、植物性蛋白質（如豆類、豆腐），避免香腸、火腿、臘肉、乳酪等高蛋白、高鹽食物。可適當補充益生菌
引起肝性腦病變原因： 腸胃道出血、便秘、感染、攝取過量蛋白質食物、藥物使用不當、血液電解質失衡、酸中毒、氮血症、服用中樞神經抑制劑、喝酒	生活管理：維持正常作息，避免熬夜、過勞、戒菸、戒酒，減輕肝臟負擔；避免便秘；出入公共場所要配戴口罩，並勤洗手，預防感染
常見症狀分四級： 第一級：混亂。性格改變、反應遲鈍、答非所問、注意力不集中、日夜顛倒、無法完成精細動作 第二級：嗜睡。講話判斷力更差、嗜睡、手和身體出現不規則震顫、一個姿勢無法維持太久 第三級：半昏迷。大部分時間都處於睡眠狀態，但還可叫醒，呼氣有腐爛味（肝臭味） 第四級：昏迷。叫不醒	西醫照護：出現意識行為改變、雙手顫抖，應儘速就醫；依醫師囑咐服藥，不擅自服用鎮定劑、安眠藥、利尿劑 中醫照護：依據醫師診治結果進行治療，三陽大絡診治是方便又快捷的方式，依症施予針、灸、砭、藥、導引按蹻；並配合生活步調調整與飲食內容管控

✚ 知識補充站

年輕族群的初期勞損症，根據《傷寒論》：「桂枝湯證者，服桂枝湯〈桂枝、芍藥、生薑、甘草、大棗〉不愈，只要針風府、風池穴之後，再服桂枝湯就可以痊癒。」風府穴與啞門穴〈枕骨與第一、二頸椎〉之間是一個人最容易氣血循環滯礙的部位。天柱～第一頸骨、第二頸神經（與手太陽大絡相應），在啞門穴旁開一寸半。因此，不管是否有中風現象，判斷是腦幹及枕骨下的脈管循環滯礙，不一定要針灸或按摩，可以自力去刮它、刺激它，也能見效。

3-12 肢節痛與血絡及大絡

職場工作中的肢體關節損傷，踝受傷腫痛，大絡診治，多見手少陽大絡較疼痛；踵受傷腫痛，則多見手太陽大絡較疼痛；通常，針刺該大絡，少則一針，多則五針，十之八九都可見效，只是效果不一樣而已，尤其是新傷損，只要沒有筋骨斷裂；少數踝或踵受傷腫痛，針刺該大絡而效果不好，一定要放血，再針大絡，效果才會好。

靜脈壁比起伴行的動脈來得薄，靜脈以不規則的分支卷繞在動脈上面，基本體幹的靜脈多以單一大血管存在，四肢靜脈則分成兩條或三條細小的靜脈來伴行動脈，與動脈一起被共通的血管鞘包裹著，尤其是小腿的部分，當天活動、運動量大的患者，出血的量及速度也會因此加大且快速。

以手肘爲例，手肘的曲池部分，針之或砭（放血）之所見流出來的血液，是靜脈血伴動脈血，屬於靜脈血瘀滯久而嚴重的部位，流出的血較偏黑褐色，甚至質地較油膩；反之，動脈血較多的部位則呈紅色且血色較不黑。

體內血液量應該是靜脈和動脈各占一半，但是靜脈比動脈來得粗大，以及靜脈壁的特有擴張能力，平常體內血液在動脈中只有 20%，在靜脈中則有 80%。因此，在臥姿狀態下靜脈血液量最多，坐姿及立姿靜脈血量隨之減少，相對動脈血液量加大，所以在針砭血絡時，坐姿及立姿的血液量會較大；四肢末梢冰冷的患者，在熱敷熨之後，血流較順暢能提高療效。

靜脈比動脈變化多，於「經脈學說」中靜脈以血絡出現爲主，不論望診《內經．經脈》之十五絡脈、《內經．論疾診尺》之尺膚血絡等，還是《內經．三部九候論》：「必先去其血脈而後調之，無問其病，以平爲期。」不正常的動脈血管，因血絡盡去而調和成正常狀態，望診與觸壓診找血絡，砭之或針之，以去其血絡，不論是否用藥或食飲調理，都可以診脈寸口或三部九候，來評估療效與療程。

小博士解說

腦的重量占體重的 2～3%，所需要的血流量占心輸出量的 15～20%。兩側頸內動脈及椎動脈供應大腦血液，兩側頸內動脈約占全腦血流量的 4/5，兩側椎動脈占 1/5。頸動脈到達大腦中動脈的壓力差，與椎動脈到顱底動脈環壓力差基本相等。腦的血液循環量上豐富，供應速度也很快，血液由動脈進入顱腔，到達靜脈竇所需的時間僅為 4～8 秒，椎基底動脈系統的血液流速度要比頸內動脈系統低些。

關節先腫後痛：形傷氣

病症	症狀
靜脈栓塞	不動不痛，動就不痛，久不動就痛
動脈栓塞	動久就痛
靜脈與動脈栓塞	動不動都痛，或動不痛動久又痛，或不動就痛，動一動又不痛，再動又痛
先組織液不通，再神經出現問題	

關節先痛後腫：氣傷形

神經	痛不痛
神經出問題	先痛再腫，不動也痛
神經正在出問題中	不動有點痛，動很痛
神經出問題改善中	不動很痛，多動較不痛
先神經出問題，再組織液不通	

心臟內的血液流向

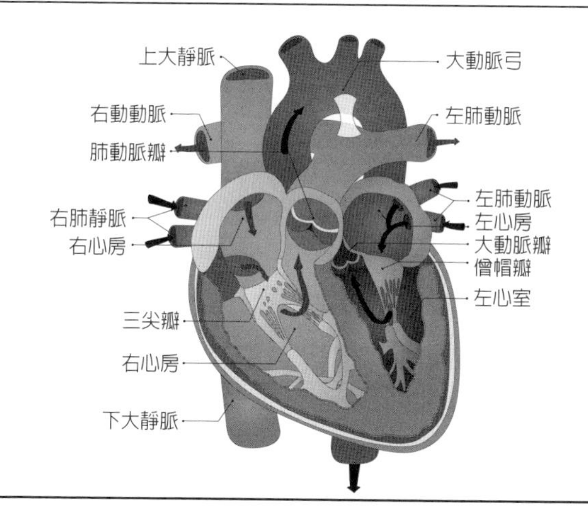

知識補充站

《內經．血絡論》：「……其奇邪而不在經者。……血絡是也。」

「脈氣盛而血虛者，刺之則脫氣，脫氣則仆。」「血氣俱盛而陰氣多者，其血滑，刺之則射；陽氣蓄積，久留而不瀉者，其血黑以濁，故不能射。」「新飲而液滲於絡，而未合和於血也，故血出而汁別焉；其不新飲者，身中有水，久則為腫。」

《內經》的血絡，就在皮下組織上深入，尤其是小隱靜脈，從下方上到腹股溝成就了深鼠蹊淋巴結，它們屬於膀胱經脈路徑。相對之下，位於腿前側的大隱靜脈，成就了腹股溝的淺鼠蹊淋巴結；屬於肝、脾、腎三經脈，更重要的是衝脈與它們有密不可分的關係。

3-13 經脈入臟腑與大絡

委陽穴屬膀胱經脈，也是三焦經脈的下合穴（上合穴在肘尖後方的天井穴），內爲陰谷穴屬腎經脈；委中與陰谷兩穴都是膀胱經脈與腎經脈的合穴。合穴在《內經．本輸》論治中有經脈入臟腑的本義；即委中在委陽與陰谷兩穴之間，三穴的三合穴意義，就是膝窩內容物——小隱靜脈、膝窩動脈、膝窩淋巴節的整體反應，也相當於人體體液循環狀況的顯現。「經脈入臟腑」的本義，是在肘、膝關節的四肢十二經脈有歸宗軀體五臟六腑的意象，如影隨形是功能作業的機制，不能視爲是結構上的作業機制。

從年輕世代努力的痕跡，常會被累積註記在「經脈入臟腑」——屬肝經脈的蠡溝穴區，去內踝五寸；此周圍血絡呈青黑色，極大比例是肝、腎負擔不起，表示身體排毒系統中的二大要角，已無法將體內的毒素正常代謝掉；特別是長期熬夜，或晨昏顛倒的人；類似的血絡通常也會浮現在腎經脈之大鍾穴區，常會伴著脂肪肝，或腦心血管疾病。交際應酬很頻繁者，去大拇趾末節後一寸，屬脾經脈之公孫穴，也會隨之起舞。該當穴區一一浮現血絡，是肝、膽的求救信號，不容忽視之。

經脈學上，「踵」部，屬於腎、膀胱經脈；「跗」部，屬於脾、胃經脈；「踝」部，屬於肝、膽經脈；個人生活步調紊亂、少與陽光接觸、常與大自然隔絕，日久，其「踵」部、「跗」部、「踝」部的青黑色血絡會紛紛浮現。

腎之「大鍾穴」在內踝後跟骨上緣，從「公孫穴」到「大鍾穴」，再到「蠡溝穴」，就是肝、脾、腎三經脈的來去網絡，三陰交穴是焦點。從蠡溝穴看光明穴，肝與膽的別穴，都在踝上五寸。蠡溝穴在脛骨前肌的內側，光明穴在腓骨短肌與伸趾長肌之間；如果針刺蠡溝穴透光明穴，或針光明穴透蠡溝穴，都有助於改善性功能。如果蠡溝穴區出現腫脹，表示病人心臟虛疲，多過勞或睡眠品質差；蠡溝穴呈現枯澀，表示病人心臟乏力，肝心俱疲，不是長期過勞，就是衰老已久，要注意營養均衡，保養肢體與關節處。

小博士解說

內科病症引發足跟痛（如腳底肌膜炎）的病例很多，其主病多在肝、腎、腸、膀胱，尤其是長期過勞的患者，多反應在右手的大絡，夜晚的時候多會疼痛不已。

肝、膽、脾、胃、腎、膀胱等六足經脈，跟著相關的骨骼肌幫浦，讓相關靜脈能順暢回流心臟，心臟也能順利將動脈血輸送養肝、膽與胃。如此，「經脈入臟腑」的機制也隨之順暢，大可降低臟腑器官所外應的肢節產生病痛的機率。

陰谷、委中、委陽三合穴反應人體液循環狀況

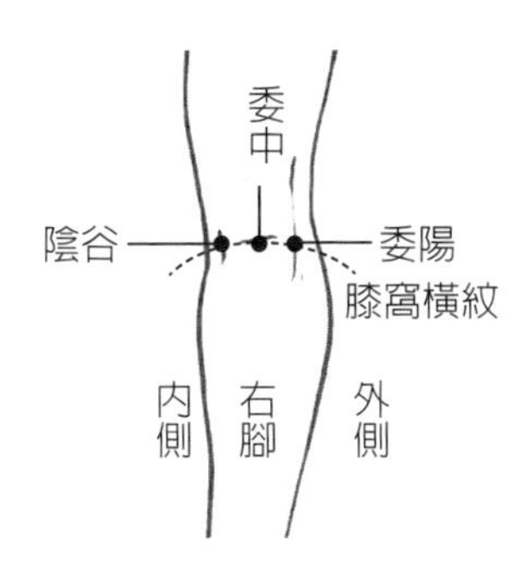

手足三陰三陽及任督二脈之絡穴

手三陰經脈	手三陽經脈	絡穴	
手太陰經脈	手陽明經脈	列缺	偏歷
手厥陰經脈	手少陽經脈	內關	外關
手少陰經脈	手太陽經脈	通里	支正
足三陰經脈	**足三陽經脈**	**絡穴**	
足太陰經脈	足陽明經脈	公孫	豐隆
足厥陰經脈	足少陽經脈	蠡溝	光明
足少陰經脈	足太陽經脈	大鍾	飛揚
軀幹部經脈	**分布**	**絡穴**	
任脈	散於腹	鳩尾	
督脈	散頭上	長強	
脾之大絡	布於脇	大包	
胃之大絡	貫鬲絡肺	虛里	

✚ 知識補充站

任何關節損傷，標準觀念如下：

1. 最痛的大絡為標，即反應當前受損傷的經脈或經筋。
2. 次痛的大絡為本，多為素有之循環障礙。未損傷時多為最痛的大絡，但可因一時之損傷，由最痛轉為次痛，待損傷痊癒又將移轉為最痛。
3. 若目前之損傷未超過其本病，則目前之損傷會居於次痛位置。

3-14 三門穴與大絡

《內經．經脈》論及期門、章門、京門三門穴之診治：

「期門穴」感應肝經脈是動病與所生病，子、丑時辰 11:00 pm～3:00 am 屬膽、肝經脈時辰；太衝穴是肝經脈的俞穴，是肝經脈灌輸注入肝臟的穴道；肝俞、魂門是肝經脈的背俞穴，是肝經脈灌輸注入肝臟的背部穴道；期門是肝經脈腹募穴，是肝經脈灌輸注入肝臟的胸腹部穴道，都是養護肝臟與消化器官的重要穴道。

肝經脈是動「則病腰痛，不可以俛仰。」《金匱要略》：「肝著，其人常欲蹈其胸上。」肝臟與橫膈膜、食道之間，或是肝門靜脈循環出現任何問題，都可能產生以上的症狀，針灸太衝穴與手少陽大絡是最快最有效的療法。

「章門穴」感應脾經脈的是動病與所生病，辰、巳時辰 7:00 am～11:00 am 屬胃、脾經脈時辰；太白穴是脾經脈的俞穴，是脾經脈灌輸注入脾臟的穴道；脾俞、意舍是脾經脈的背俞穴，是脾經脈灌輸注入脾臟的背部穴道；章門是肝經脈腹募穴，是脾經脈灌輸注入脾臟的胸腹部穴道，針灸太白穴與手陽明大絡，都是養護脾臟與造血器官的重要穴道。

「京門穴」感應腎經脈的是動病與所生病，申、酉時辰 3:00 pm～7:00 pm 屬膀胱、腎經脈時辰，太溪是腎經脈的俞穴，是腎經脈灌注腎臟的穴道；腎俞、志室是腎經脈的背俞穴，是腎經脈灌注入腎臟的背部穴道；京門是腎經脈腹募穴，是腎經脈灌輸注入腎臟的胸腹部穴道，它們都是養護腎臟與泌尿器官的重要穴道。

《金匱要略》：「腎著之病，其人身體重，腰中冷，如坐水中，形如水狀，……腰以下冷，腹重如帶五千錢。」下半身功能有問題或下腔靜脈循環不良，針灸太溪穴與手太陽大絡，散寒祛濕，治腎著之病效果良好。

小博士解說

1. 言行舉止敏捷度之衡量，耳朵與聽聞牽繫著第八對腦神經；咽喉與吞吐牽繫著第九、十二對腦神經；耳咽部的生命交易，攸關於延腦的呼吸中樞作業，環境與情緒及生活習慣，100% 決定耳咽部的敏捷度。
2. 身心靈活度的反應，深受環境汙染、情緒失調及生活習慣不良所影響，之於影響「復健科」的患者，多與第十一對腦神經——副神經相關，副神經控制斜方肌與胸鎖乳突肌；斜方肌與胸鎖乳突肌負責頭頸部的所有動作，影響及全身的靈活度。
3. 生活品質高速運輸功能，環境與情緒及生活習慣不良，之於影響「腦神經內科」的患者，多與第十對腦神經——迷走神經相關，迷走神經控制自律神經系統，負責全身臟器的生理運作。

三門穴診治對應要穴與代表藥方示例

三門穴	所屬經脈	診治對應穴與手三陽大絡	代表藥方
期門穴	肝經脈	太衝穴　手少陽大絡	逍遙散、補中益氣湯
章門穴	脾經脈	太白穴　手陽明大絡	半下瀉心湯、保和丸
京門穴	腎經脈	太溪穴　手太陽大絡	人參敗毒散、五苓散

✚ 知識補充站

身體與精神健康的關鍵，在於腦部各種「神經細胞體」（灰白質）與「神經纖維」（白質）是否健康；腦部的健康關鍵，在於「腦室」與「脊椎」內的「腦脊髓液」是否乾乾淨淨，每個部位脊隨液的代謝管道不同，所以知道是身體哪個地方出狀況，先找到對應腦部的位置與經脈和穴區，接著找到這個腦部位置的代謝管道的身體部位，最重要的是維持身體整體的健康，整體代謝順暢，就可以保持身體跟腦部的健康，避免病變。

體內十二經脈、體外十二時辰，因應日夜、寒暑，並有五臟之一日應四時之對照，與內分泌系統及神經系統關係密不可分。認識十二時辰與體內十二經脈，以重視生活步驟；正常生活作息的養成，要從十二經脈十二時辰來著手：

1. 戌、亥時（7:00 pm～11:00 pm）是心包、三焦經脈時辰，為睡眠次要時辰，保持愉悅心情，亦是補養精氣與入睡時間。
2. 子、丑時（11:00 pm～3:00 am）是膽、肝經脈時辰，為睡眠主要時辰，是睡眠與補充美容時間，也是養膽識、壯肝魂的關鍵時辰。
3. 寅、卯時（3:00 am～7:00 am）是肺、大腸經脈時辰，生活開始活動的當值時辰，是熟睡與晨間運動時間。也是轉化的過程，就需要有一深度的睡眠。
4. 辰、巳時（7:00 am～11:00 am）是胃、脾經脈時辰，開始補充營養當值時辰，是人體需求營養的時間。要補充營養與運化的時辰，早上 9 點以前吃完早餐，是最容易消化的。
5. 午、未時（11:00 am～3:00 pm）是心、小腸經脈時辰，是天地氣機的轉換點，能有效吸收被脾胃腐熟的食物精華，以滋養各器官組織。
6. 申、酉時（3:00 pm～7:00 pm）是膀胱、腎經脈時辰，是補充水分，促進泌尿代謝、排除體內廢物的時間；休息一下，勿過勞，以藏腎精，納清氣。

3-15 斜方肌、背闊肌與大絡

斜方肌上的風府穴與督脈（與神經系統緊密相繫），胸鎖乳突肌上的天突穴與任脈（與內分泌系統密不可分），其生態都與頸部六陽經脈（人迎、扶突、天窗、天容、天牖、天柱）相因應，與十二經脈及五臟六腑息息相關。斜方肌與胸鎖乳突肌及其所相關的頸部血管關係微妙，皮、脈、肉、筋、骨層層感應。胸鎖乳突肌依序與天突、人迎、扶突、天窗、天容、天牖、天柱而風府，其各自穴區的肌膚色澤，在在都寫實頸動脈、頸靜脈、椎動脈與椎靜脈等循環狀況，將腦部與心臟及其它臟腑的狀況，一一作現況反應。

大絡診治，輔助針刺頭頸與肩部，一定要先考量牽繫著肩胛骨的十七塊肌肉，依照肌肉的層次與相關經脈，尋覓最適合的診治方法，第一層的斜方肌與背闊肌最重要。依照層次與相關功能組別分為：

1. 斜方肌、背闊肌：手腳協調的感覺，辨識手經脈與足經脈孰優孰劣。斜方肌位於頸項部及上背部，一側為三角形，兩側相合為斜方（菱）形。多與手太陽大絡及手陽明大絡相應。
2. 小菱形肌、大菱形肌：兩側肩胛骨協調的感覺，辨識膀胱經脈與小腸經脈孰優孰劣。與手太陽大絡相應。
3. 提肩胛肌、肩胛舌骨肌：肩頸活動協調的感覺，辨識胃經脈與大腸經脈孰優孰劣。與手陽明大絡相應。
4. 岡上肌、岡下肌：單側肩胛骨活動協調的感覺，辨識小腸經脈與膽經脈孰優孰劣。與手太陽大絡、手少陽大絡相應。
5. 喙肱肌、三角肌：肩臂活動協調的感覺，辨識三焦經脈與小腸經脈孰優孰劣。與手太陽大絡、手少陽大絡相應。
6. 肱二頭肌、肱三頭肌：肘關節活動協調的感覺，辨識心經脈與肺經脈孰優孰劣。與手太陽大絡、手陽明大絡相應。
7. 小圓肌、大圓肌：肩背活動協調的感覺，辨識肺經脈與膽經脈孰優孰劣。與手陽明大絡、手少陽大絡相應。
8. 前鋸肌、肩胛下肌、胸小肌：肩胸活動協調的感覺，辨識心包經脈與脾經脈孰優孰劣。與手陽明大絡、手少陽大絡相應。

小博士解說

胸鎖乳突肌，是兩塊位於頸部，使頭部前推或轉動的肌肉。對於維持身體與頸部的姿勢至關重要，可以讓頭部轉動、頸椎側彎以及抬頭（上段頸椎伸直），也可以抬起鎖骨與胸骨協助呼吸，在咬合、咀嚼動作中，幫助穩定脖子。

長時間固定姿勢打電腦，或是低頭滑手機、頭歪一邊固定姿勢講電話等等，都會使胸鎖乳突肌過度緊繃、肩頸僵硬，甚至引發頭痛、耳鳴、暈眩……等。若是脖子緊繃，沿著胸鎖乳突肌輕輕按摩、熱敷，可放鬆頸椎周邊肌肉，舒緩肩頸痠痛。

頸動脈與椎動脈的相關穴道及經脈

頸動脈系統	人迎	扶突	缺盆	氣舍
	胃經脈	大腸經脈	胃經脈	大腸經脈
椎動脈系統	天牖	天柱	大杼	風門
	三焦經脈	膀胱經脈	膀胱經脈	膀胱經脈

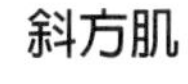

胸鎖乳突肌

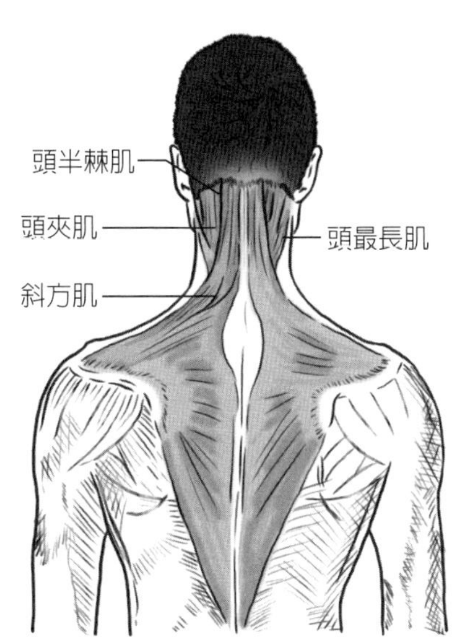

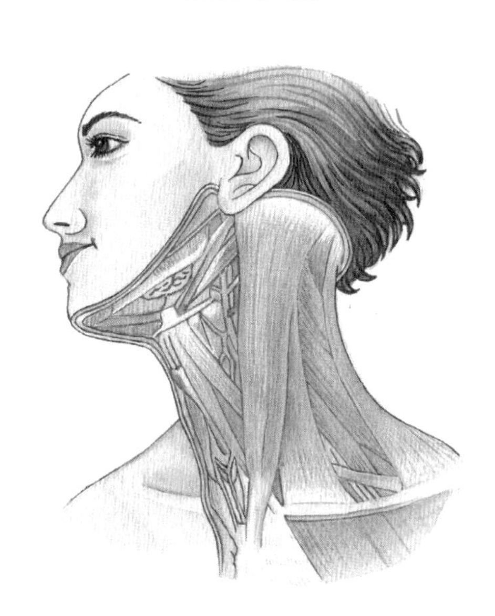

✚ 知識補充站

追蹤癌症的蹤跡與生命「能量站」之下視丘，和生活之「中繼站」頭顱靜脈竇，常常若有若無傳遞訊息。尋筋膜與覓癌蹤，尋尋覓覓舌頭與舌骨，在肩胛岡上緣的肩井穴區，肩胛舌骨肌的上腹（舌骨體下緣）的中間肌鍵（廉泉穴區），人迎穴「頸動脈」在兩旁，「肩胛舌骨肌」的中間腱以結締組織固定於「頸動脈鞘」壁，周圍神經的十二對腦神經最後一對舌下神經負責舌頭的肌肉動作。

3-16 經脈循行路線與足三陽大絡

大絡診斷，診察足三陽大絡，與通過腳踝的肌肉群及相關的經脈，外踝側以胃、膽經脈爲主，內踝側以肝、脾、腎經脈爲主，腳踝後側爲膀胱經脈主控。足三陽大絡痠痛感最爲強烈者，是受傷的部位反應。例如診察屈拇長肌、屈趾長肌與脛骨後肌的功能，可辨證肝、脾、腎經脈之證，若是太衝穴感應最強，即要養護肝、膽經脈。同時多會出現右手少陽大絡感應次強烈；主要是肝、膽經脈較虛弱，輕證者宜小柴胡湯類，重者宜補中益氣湯類。

循行於「踝」的爲肝、膽經脈，「踝厥」則是膀胱經脈是動病，肝、膽經脈循行路線發生症狀者，多是體質問題；膀胱經脈是動病多是體況問題；距骨與跟骨構成「踵」部，在經脈學上，屬於腎、膀胱經脈。

臨床上，若是手少陽大絡痠痛感最爲強烈者，屬於肝、膽經脈與體質問題，對證下藥，多需要較長的療程配合調理。若是手太陽大絡痠痛感最爲強烈者，是膀胱經脈是動病，大絡針刺，多能立竿見影。

踝傷大多需要放血，一般於受傷當天放血可立見效果。內踝腫，多在外踝放血，較少於內踝腫部放血；若爲外踝腫，則反之。若爲損傷已久者，須於異側足放血。「踝」部的丘墟穴區微見血絡呈青黑色，多是生活飲食上出了問題，導致營養不良，久傷不癒，久傷痛之證放血治療，其效果不明顯，要配合大絡針刺之後，再取血絡放血，效果才會彰顯。血絡的顏色反應生活規律性與積極度；生活步調越隨性者，血絡的顏色多數越深沉。

腰腿損傷疼痛者，臨床上之大絡診治，左手太陽大絡最塌陷或最疼痛，感應小腸經脈與膀胱經脈；壓按中極穴比中脘穴痛，稍稍用力壓按多數會更痛；同時，天窗穴與天柱穴皆很痛。通常病痛不嚴重者，揉按左手太陽大絡，採取瀉法，從掌骨縫向推揉指骨縫，並配合吸氣迅速推揉，呼氣動作暫停；揉按右手太陽大絡，採取補法，從指骨縫向推揉掌骨縫，並配合呼氣迅速推揉，吸氣動作暫停。三針（齊刺）與五針（揚刺）的針刺順序與揉按，因人的承受度而施針。

小博士解說

手陽明大絡與手少陽大絡在足部的感應區，主要為參與維持腳姿勢穩定的小腿肌前肌肉群，此肌群分為前、後和外側三肌肉群。

手太陽明大絡在足部的感應區，主要在小腿肌後肌肉群，位於脛骨、腓骨及骨間的後側，強化腳踝，防止身體向前傾倒。最重要的加速肌肉是屈拇長肌而已矣！

委陽穴與陰谷穴

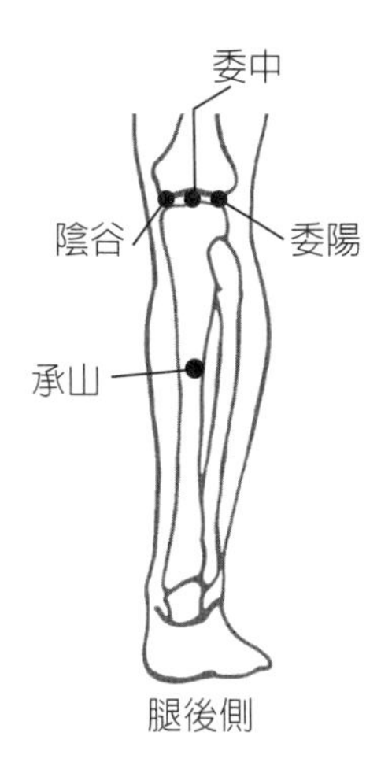

陽陵泉穴與陰陵泉穴

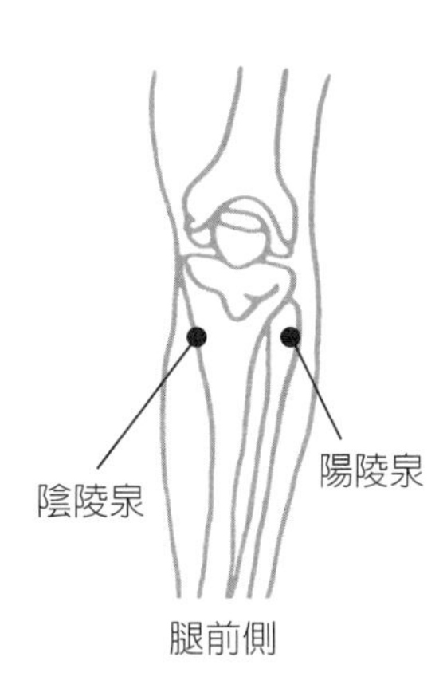

循經踝踵跗之經脈及其相關穴道示例

部位	相關經脈	代表穴道
內踝	肝經脈、脾經脈、腎經脈	中封穴、商丘穴、照海穴
外踝	膀胱經脈、膽經脈、胃經脈	申脈穴、丘墟穴、解溪穴
踵	膀胱經脈、腎經脈	申脈穴、照海穴、崑崙穴、太溪穴
跗	脾經脈、胃經脈	公孫穴、衝陽穴

✚ 知識補充站

「半腱肌」與「半膜肌」終止於委陽穴區與陽陵泉穴區；「股二頭肌」終止於陰谷穴區與陰陵泉穴區；委陽穴區與陰谷穴區，感應左手太陽大絡或右手太陽大絡；陽陵泉穴區與陰陵泉穴區感應左手少陽大絡或右手少陽大絡。

臨床上，委陽穴區與陰谷穴區，感應左手太陽大絡或右手太陽大絡的確定性較高；陽陵泉穴區與陰陵泉穴區，感應左手少陽大絡或右手少陽大絡的變數與變化較大，確定性相對較低；是以，臨床上如能搭配其他的輔助診察，更能確實辨證。

3-17 動氣針法與大絡

《內經》針法，以緩爲補，急爲瀉。順經脈爲補，逆經脈爲瀉。呼氣進針轉針爲補，吸氣進針轉針爲瀉。

動氣針法瀉之，若選擇右手陽明大絡針進入三針，逆著大腸手陽明經脈的走向，從第二、三掌骨縫最塌陷處，進第一針，稍快速吸氣，如此一來，類此，往指端的掌骨縫塌陷處，再加上兩針。動氣針法瀉之，進針後，吸氣張開五指，翹起手腕，呼氣緩緩放下，約十五分鐘，多能自在伸屈。

動氣針法補之，進針後，呼氣緩緩張開五指，緩緩翹起手腕，吸氣稍微快速放下，動氣針法補之約十五分鐘，也多能自在伸屈。

動氣針法不論補或瀉，如果配合「口更齧牙關，舌尖頂上顎」，效果更快更彰顯。齧牙關、頂上顎，刺激腎經脈的金津玉液，活化口腔唾液腺與下頷下淋巴小結，強化自體免疫能力；同時讓脊椎骨內靜脈叢，促進活化肝經脈與督脈循行，順利會於巔頂。

整個行針過程，都要配合緩慢勻和的呼吸，「瀉之」則吸氣稍快張開五指，翹起手腕，呼氣緩緩放下腕指；「補之」則呼氣緩緩張開五指，緩緩翹起手腕，吸氣稍微快速放下，氣蓄沉丹田（任脈關元穴，臍下三寸）。以強化包裹著頸內動脈的靜脈叢與翼狀靜脈叢等，行針過程中如能稍稍出汗，療癒效果更好。

動氣針法，絕不可運用在懼針者身上，很容易使患者暈針，針感太強烈，針後數日內都可能還感覺不舒服，反令患者心生疑慮與畏懼，抗拒針刺療法。運用動氣針法時，應謹慎斟酌病患是否過飢、過飽或情緒不穩定；儘量採臥躺或坐姿施針，不宜站著針治，較虛弱者宜臥姿，連坐姿都不宜。

施治過程中，都要在醫師視線範圍內，如有暈針現象，即刻飲用熱開水舒緩之。動氣針法效果值得肯定，然而其危險性也不可不注意。

小博士解說

平時，也可透過「口更齧牙關，舌尖頂上顎」的動作，來強化神經傳導與免疫力。從一分鐘開始，慢慢加到三～五分鐘，此動作連貫任脈的承漿穴（唇下凹處）、廉泉穴（喉結上）與天突穴（兩鎖骨間），頸正且牙關吃緊，脖子舒服的下壓到極限，就做到了技術性的「口更齧牙關，舌尖頂上顎」，讓周圍神經與中樞神經雙向彼此鍛鍊，最重要的是要丹田呼吸，是為延腦的深呼吸。「齧牙關、頂上顎」的動作配合呼吸，越緩慢越補益，既促進肝經脈與督脈之氣血交會，通達頸內與椎骨內靜脈叢，又活化口腔唾液腺與下頷下淋巴小結的分泌與循環，以強化自體免疫力。

腦底動脈圖

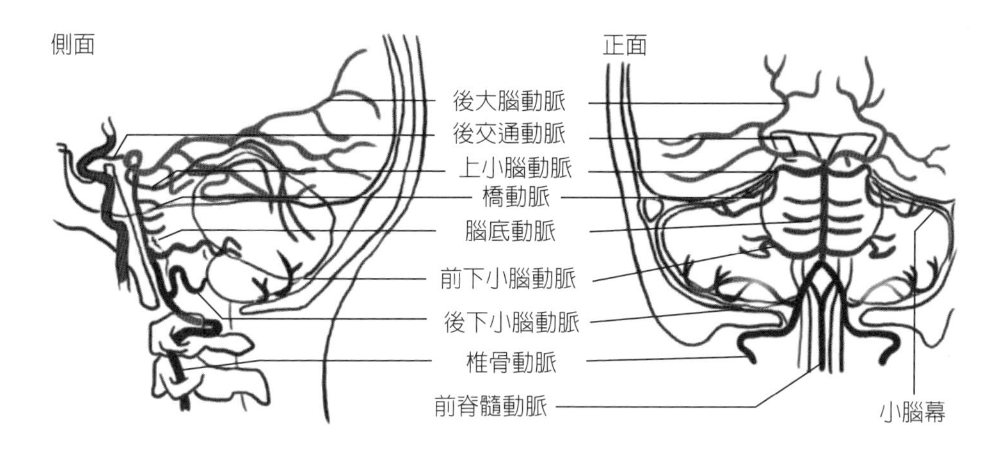

三個動作自我檢查五十肩

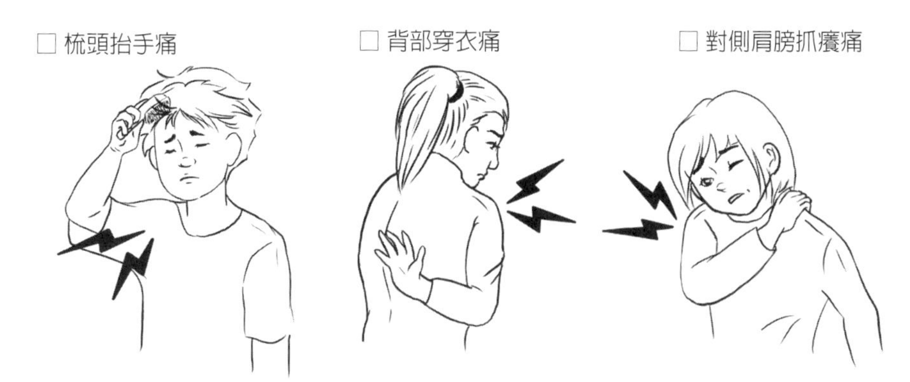

梳頭：不能抬手梳頭、綁頭髮，不能向上撐竿晾收衣服
抓背：手無法伸到背部或掏臀後褲袋，女性無法後扣內衣扣子
抓對側肩膀：手無法去抓搭對側肩膀

✚ 知識補充站

雙手大絡同時補瀉，「右手陽明大絡」最痛，「齊刺」瀉之；「右手太陽大絡」也痛，「齊刺」補之；雙手大絡同時補瀉，於急證效果良好，只要對證下針，手肘和腕指，或腳踝與膝蓋受傷腫痛，骨骼沒有異常現象，爭取黃金時間，同時瀉之與補之，多可以止痛或消腫，立見療效。大絡診治過程中，下針前，先比較左、右手陽明大絡腫脹或塌陷，左陽明大絡腫脹或塌陷則補之，右陽明大絡腫脹或塌陷則瀉之。

第 4 章
病例

4-1 眼癌
4-2 腦血管病變
4-3 重症肌無力
4-4 自體免疫性腦膜炎
4-5 多囊性卵巢症候群
4-6 EB 病毒
4-7 腦脊椎神經多發性腫瘤
4-8 完全閉鎖症候群
4-9 SLE 與「進行性多灶性白質腦病」
4-10 男性紅斑性狼瘡
4-11 二十年紅斑性狼瘡
4-12 紅斑性狼瘡與內臟囊腫
4-13 IgG4 相關性疾病
4-14 不孕症調養
4-15 工作過勞
4-16 過勞文明病
4-17 焦慮易怒情緒失控
4-18 偏頭痛
4-19 頭痛兼腹痛
4-20 腰痛與失眠

4-1 眼癌

S 太太

初診日期／年齡：2005 年 4 月 23 日 34 歲

病症：產後憂鬱症

複診一：2017 年 11 月 13 日第 31 次診

病症：乳癌手術與化療後調理

複診二：2022 年 4 月 30 日第 57 次診

病症：左眼眼癌（左眼神經長腫瘤）
經某大醫院眼科專科醫師診斷，如果手術切除腫瘤，等於宣判左眼失明。

診斷及治療：

1. 脈象：左尺脈過本位，右尺脈虛弱。
2. 大絡診斷：左手少陽大絡最痛、右手陽明大絡次之、右手太陽大絡亦痛。屬三陽合病。
3. 針治前藥方：三餐後解鬱湯 100cc（加味逍遙散），4:00 pm 與 9:00 pm 分別服腎水湯 100cc（眞武湯）。
4. 針治：0.15 公分撳針「腳五趾間四個縫隙各三針」，再依序針「右太衝、照海、復溜、交信、築賓、陰谷」，右耳垂、右外耳輪腳與耳門各一針。
5. 針治後藥方：針治後，再次大絡診斷：明顯的是以右手陽明大絡爲主，左手少陽大絡爲輔；至於右手太陽大絡之痛感已消失無蹤；確定藥方爲解鬱湯（加味逍遙散），三餐後與睡前各 100cc，另外 100cc 當茶喝（在兩餐之間喝幾口），一天共 500cc。
6. 治療重點：調理自體免疫系統，促進骨髓的「髓液」與腦脊髓的「髓液」流動。並要求配合養成積極的生活習慣。

針前與針後，最明顯的改變，是瞳孔烏黑眼神空洞無神，改善成較有神采、較顯亮度。再稍稍用力短刺，以針尖磨骨膜，尤其是第一趾骨（太衝穴與行間穴）與脛骨遠端的內踝下緣（照海穴），約五分鐘後，眼神與聲音都亮了起來。爲能持續療效，保持整體健康的生活方式是基本要求，要求患者：「早睡、多躺床上休息」；白天，多揉按右耳針穴處，尤其是右耳垂；晚上，多揉按太衝與照海針穴「短刺」，調整自體免疫系統，改善骨髓的「髓液」與腦脊髓的「髓液」流動率。

小博士解說

S 太太，2022 月 4 月 30 日來診，是自 2005 年初診以來第 57 次診。病症「眼癌」，左眼視覺灰濛看不見，視力只剩 20%，腫瘤長在眼神經上，開刀切除眼神經癌細胞的話，生命安全了，但是，等於左眼失明；也無法化療，化療藥物達不到眼神經患部；放射性治療，無法精準，恐會傷害到眼神經，視力必將受損。

經眼專科螢光眼底攝影檢查：注射顯影劑後，右眼視物短暫呈現紅色光影，但是左眼完全沒有反應。此結果與腦室、腦脊髓液及周圍神經系統、內分泌系統密切相關。

經手三陽大絡診斷，決定從肝經脈開始著手，經過六次之針刺，搭配藥物治療，在短短一個月內視力恢復到 80%。

眼外肌群

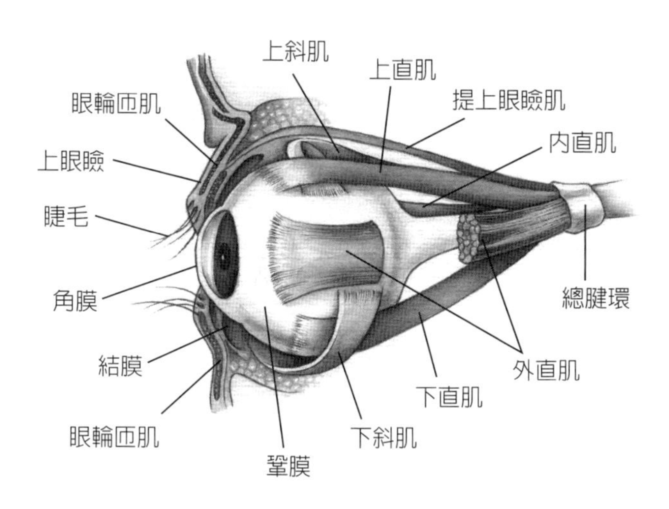

✚ 知識補充站

該病例患者的視神經、動眼神經、滑車神經、三叉神經、外旋神經及間腦與中腦，各部位傷損都很大。眼睛六至十二點方向會痛，眼球上直肌與下直肌，與動眼神經、間腦、中腦牽繫的角膜、虹膜、網膜、眼球結膜生息與共。眼瞼有提上眼瞼肌（即眼皮），由動眼神經控制。眼外肌的上直肌、下直肌、內直肌、下斜肌皆屬於動眼神經，外直肌屬於外旋神經，上斜肌屬於滑車神經。外旋神經的線路很長，涵蓋了間腦與中腦間的四條神經。

S 太太持續針灸與藥方治療，配合運動及度假，養護中樞神經系統，自 2022 月 4 月至 9 月，都維持一週一至兩次的針刺與藥物治療。症狀有明顯改善，就診之前無法看清紅綠燈，過街需有人陪伴；僅就診三次，未滿半個月，她即興奮地表示：「我能分辨紅綠燈了！」直至目前，仍不定期的前來保養。

4-2 腦血管病變

K 先生

初診日期 / 年齡：2008 年 4 月 18 日
55 歲

病症：三高，胃食道逆流，腦血管輕度栓塞，已持續服用西藥三年。

診斷及治療：

1. 脈象：右關脈過本位。
2. 大絡診斷：右手太陽大絡最痛、左手太陽大絡次之、左手少陽大絡亦痛。
3. 藥物治療：肝、腎長期負擔過重。針對肝腎陰虛過勞百證，服藥一個月，以補腦湯（半下瀉心湯類）爲主，解鬱湯（加味逍遙散）爲輔。

複診一：2009 年 7 月 14 日上午

病症：腦血管栓塞

主訴：二週前，左眼結膜發炎痛癢，左眼皮下垂痛，左後腦劇痛。

診斷及治療：

1. 脈象：右關脈及左關脈皆過本位。
2. 大絡診斷：右手太陽大絡最痛、左手太陽大絡次之、左手少陽大絡亦痛。屬太陽少陽合病。
3. 針砭治療：左陰谷穴區放血，血色黑暗、出血量多，血面上浮現油脂。放過血，眼及頭之痛感緩解了約五、六成。
4. 藥方：腎水湯當茶頻喝，每天 400cc，溫熱服飲。5:00 pm 來電：「左眼又痛，血壓高 160/102。」囑咐「溫熱腎水湯 200cc，用力漱口二十下，再吞下。」
5. 治療結果：5:30 pm 來電：「左眼較不痛了，血壓 142/96。」

複診二：2009 年 7 月 17 日

病症：腦血管病症

主訴：左眼皮先下墜，接著左眼腫痛，再左後腦痛。左眼時而痛得感覺要掉下來。血壓時高時下。

診斷及治療：

1. 脈象：左關脈過本位。
2. 大絡診斷：右手太陽大絡最痛、左手太陽大絡次之、兩手少陽大絡亦痛。此爲太陽少陽合病。
3. 藥物治療：早餐前舒節湯、午餐後解鬱湯、晚餐前腎水湯、晚餐後養肝湯、睡前腎水湯，各 100cc，一個月份。

複診三：2020 年 3 月 7 日

病症：左顏面神經痲痺

診斷及治療：

1. 脈象：左關脈微弱。
2. 大絡診斷：左手陽明大絡最痛、右手少陽大絡次之。屬陽明少陽合病。
3. 針治：以 1.5 寸毫針，針右太衝五針、補之，左三陰交與左合谷各三針，瀉之；右天容、地倉、顴髎、陽白、耳門各三至五針，平補平瀉。共二十八針。
4. 藥物治療：9:00 am～9:00 pm，每三小時溫熱服養肝湯 100cc。
   2020 年 3 月 9 日至 15 日，每日針治，最多一天針五十九針（頭上五行）。
   2020 年 3 月 16 日，改三天針治一次。
   2020 年 5 月 26 日，血壓心跳 101/60/88；血糖 92。
   2020 年 6 月 2 日，最後一次毫針治療。

下視丘與腦

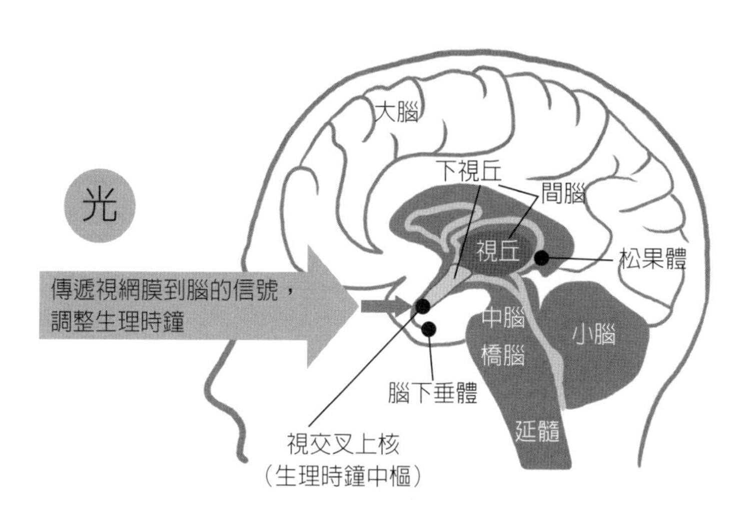

✚ 知識補充站

此病例因長期熬夜工作又應酬頻繁，導致中腦導水管長期勞損，逐漸受損；中腦負責第三、四對腦神經，眼外肌群除眼外斜肌外，都是第三、四對腦神經控管。勞損者多傷腎氣，傍晚時分乃腎經脈時辰（5:00 pm～7:00 pm），病症因應發作的機率很高，症狀也相對嚴重。對證服溫熱腎水湯，即時舒緩症狀。

腎水湯就是真武湯，養護腦下垂體與下視丘，能促進皮質激素釋放激素與腎上激素；腎水湯用於急救多能見效。

生理時鐘睡與醒的循環，是地球上所有生命核心組織原則。「褪黑激素」能幫助身體休息整晚的荷爾蒙。大腦松果體裡（間腦的上視丘，負責嗅覺與腦幹的生命訊息）製造出褪黑激素，正常情況下，白天褪黑激素由光線抑制，晚上會流入血液，若處於亮光或藍光下，會抑制褪黑激素釋放，讓我們醒著。下視丘與腦及生活作息，決定生命安全指數。

4-3 重症肌無力

J 先生

初診日期 / 年齡：2013 年 12 月 3 日
55 歲

病症：重症肌無力

主訴：

1. 重症肌無力，手術治療過，服用二年心臟血管藥，血壓正常。
2. 頭歪右邊半年，多走一點路心臟就會痛，走路時左半邊手腳有妨礙的感覺，左手好像要掉下來。
3. 脂肪肝。眼澀畏光。睡眠正常。

診斷及治療：

1. 脈象：右關脈及左關脈皆過本位。
2. 大絡診斷：右手陽明大絡最痛、左手少陽大絡次之。屬陽明少陽合病。
3. 藥物治療：解鬱湯，三餐後與睡前各 100cc。
4. 治療重點：左側手腳走路障礙感覺，是右腦皮質萎弱的現象之一，以養護肝、胃經脈爲主，調整其循環，促進腦顱的氣血循環及代謝。

複診一：2013 年 12 月 10 日

診斷及治療：

1. 脈象：左關脈與右關脈皆過本位，尺脈微弱。
2. 大絡診斷：右手少陽大絡最痛、左手陽明大絡次之。屬少陽陽明合病。
3. 針治：左右風池各一針，風府一針。
4. 藥物治療：養肝湯，三餐前與睡前各 100cc。

複診二：2013 年 12 月 17 日

診斷及治療：

1. 脈象：右關脈過本位。
2. 大絡診斷：右手少陽大絡最痛、左手陽明大絡次之。屬少陽陽明合病。
3. 針治：左右風池各二針，風府一針。
4. 藥物治療：養肝湯，早餐前、晚餐前與睡前各 100cc。補腦湯，午餐後 100cc。

複診三：2013 年 12 月 27 日

診斷及治療：

1. 脈象：左寸脈與右寸脈皆過本位。
2. 大絡診斷：右手陽明大絡最痛、左手陽明大絡次之、左手少陽大絡亦痛。屬陽明少陽合病。
3. 針治：左右風池各一針，風府一針。
4. 藥物治療：補腦湯，三餐後各 100cc。解鬱湯，睡前 100cc。
5. 治療結果：至 2014 年 5 月 20 日，總共持續二十一次診，痊癒。

複診四：2021 年 12 月 10 日

病症：重症肌無力又復發

主訴：右側垂頭走進診所，重症肌無力又復發。服用大力丸與類固醇，打過抗凝血劑，血漿置換手術兩天一次，已作五次；這期間，在醫院作息正常，頭就正，但回家就歪垂。

診斷及治療：

1. 脈象：左寸脈過本位。
2. 大絡診：右手陽明大絡最痛、左手陽明大絡次之。典型的陽明證。
3. 針治：左手三里五針、左上廉五針、右足三里五針、右上巨虛五針、風府一針、左右風池各一針，留針三十分鐘；0.15 公分撳針針左太衝至中封十針。
4. 藥物治療：補腦湯，三餐後、3:00 pm 與 9:00 pm 各 100cc（五天份）。
5. 治療結果：起針後，抬頭挺胸走出診所。

重症肌無力的症狀

複視
視力模糊
眼球活動麻痺

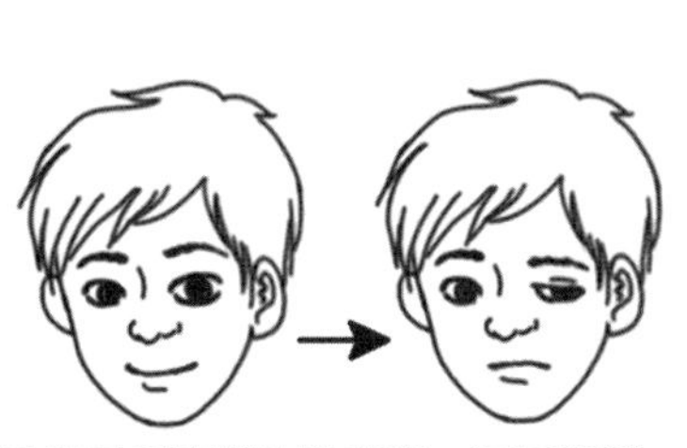

最容易受影響的肌肉群，要屬眼睛及眼瞼肌肉，患者最先表現的是單側或雙側眼皮垂墜；可能喪失臉部表情，無法大笑、扮鬼臉

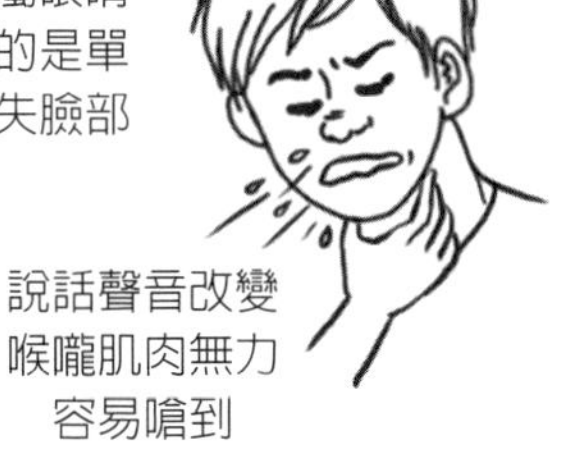

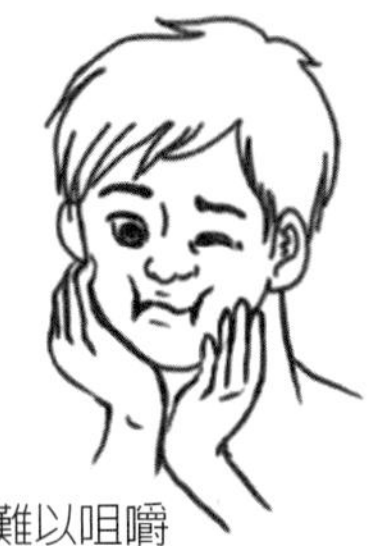

✚ 知識補充站

「重症肌無力」各年齡層都可能罹患，男、女的好發年紀不一樣，通常以 20～30 歲女性、50～60 歲男性居多。重症肌無力是一種「自體免疫疾病」，會將自身乙醯膽鹼接受器視為外來物，進而產生抗體，破壞乙醯膽鹼接受器，使神經無法有效把訊號傳至肌肉；當大部分的傳導失敗時，產生肌肉收縮無力現象，影響及例如控制眼睛、臉部、咀嚼、吞嚥、四肢以及呼吸的肌肉功能。

胼胝體（白質）相鄰的大腦皮質稱為扣帶皮層。胼胝體內的纖維包含連接大腦兩半球各個葉的纖維。胼胝體前部包含連接兩側額葉的纖維，後部包括連接兩側枕葉和頂葉的纖維。胼胝體的兩側神經纖維放射性傳入白質，它們穿過大腦皮質的不同部分，從膝部傳入額葉組成胼胝體輻射線額部，傳入枕葉的被稱為胼胝體輻射線枕部。這兩個部分之間是纖維的主體稱為腦毯，向兩邊傳入顳葉，覆蓋側腦室的中心部分，覆蓋側腦室的中心部分，與中樞神經生息與共。

大腦皮質（灰質）上位運動神經元是源自布洛德曼分區系統的第一、二、三、四和六分區。之後，下降穿過內囊的後肢稱為皮質脊髓束。之後，皮質脊髓束便會穿過大腦腳及橋腦下降至延髓的錐體。至此，大腦皮質（灰質）的皮質脊髓束分成兩部分，其中有大約 85% 的軸突交叉到身體對側，繼續下行形成皮質脊髓側束。剩下的 15% 則不交叉，直接形成皮質脊髓前束下行，與周圍神經生息與共。

4-4 自體免疫性腦膜炎

L 小姐

初診日期／年齡：2022 年 2 月 19 日
14 歲

病症：自體免疫性腦膜炎

主訴：

1. 2021 年 9 月 24 日，施打了第一劑 COVID-19 疫苗之後，開始不舒服，10 月 4 日緊急送 L 醫院，診斷出「自體免疫性腦膜炎」，住院五天。
2. 出院後不久，腦膜炎又發作，送 L 醫院，又住院三天。
3. 出院後不久，腦膜炎再度發作，再送 L 醫院，又住院三天。
4. 出院後不久，腦膜炎四度發作，改送 C 醫院，抽脊髓液，同時做細菌及病毒培養，經脊髓液檢查，結果是「無菌性腦膜炎」，又住院十一天。

診斷及治療：

1. 脈象：右寸脈過本位，左尺脈虛弱。
2. 大絡診斷：左手太陽大絡最痛、右手太陽大絡次之。典型的太陽證。
3. 藥物治療：每週來診一次，全天以大量免疫湯（人參敗毒散類）爲主，傍晚腎氣湯 100cc 爲輔。
4. 治療結果：患者懼針，只能處方藥物，效果稍慢。

L 小姐持續診治，都是右太陽大絡（先天不足，肝腎陰虛）與左太陽大絡（後天病毒，自體免疫力低下）感應最強烈。腦脊髓液通過蜘蛛網膜下腔絨毛顆粒的「再吸收」（虹吸）作用而進入靜脈竇。L 小姐上矢狀靜脈竇的竇匯區與小腦幕及腦幹的腦膜輪替處於發炎狀態，從後腦開始劇痛與嚴重嗜睡。

自 2022 年 9 月 24 日初診以來，處方以免疫湯爲主，腎氣湯爲輔的治療後，所有的症候群漸漸變爲時而額頭痛與偏頭痛，顯見病症有舒緩。

上矢狀靜脈竇是「腦皮層」靜脈和腦脊髓液「迴流」的必經之路，L 小姐上矢狀靜脈竇的竇匯區與小腦幕及腦幹虛弱不堪，腦室的脈絡叢生產腦脊髓液，脈絡叢是由室腔膜與軟腦膜結合而成，新陳代謝循環完成後，腦室上有許多蜘蛛「網膜陷」窩，有顆粒「絨毛」（虹吸作用）吸收回上矢狀靜脈竇，免疫湯對「自體免疫性疾病」的初期階段效果超好。

小博士解說

「自體免疫腦炎」是免疫系統產生了對抗自己腦神經細胞的抗體，而誘發的腦炎。自體免疫腦炎很少見，近十五年才逐漸受到重視。以 15～45 歲女性患者居多，常有自體免疫病史。其主要症狀是記憶和認知功能快速減退，並常合併癲癇發作，以及情緒精神行為改變，出現焦躁、憂鬱、幻覺等精神症狀。但並非所有的症狀都會出現，而且許多其他疾病也會出現類似症狀，因此不容易診斷。

腦脊髓液循環（簡略圖）

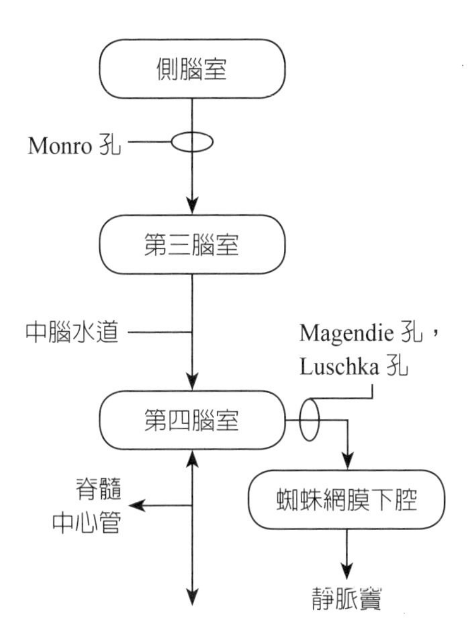

✚ 知識補充站

關於此病例的病情演化，「自體免疫性腦炎」好發部位有海馬迴、顳葉等「邊緣系統」，因此也稱為「邊緣葉腦炎」與「無菌性腦膜炎」，多與「腦壓過高」相關，多發生在「枕葉」與「腦幹」的「網狀系統」，得視為「網狀枕葉腦炎」，此患者的整個腦神經細胞，包括松果體、藍斑核、杏仁體……，發炎狀態就如此繞行了整個腦袋無數遍！

腦膜炎又再發作，住院治療包括抽脊髓液，同時做細菌及病毒培養；脊髓液檢查，結果是「無菌性腦膜炎」，期間以「類固醇」治療為主。

腦膜炎最典型症狀是頭痛及頸部僵直；另外，會出現高燒、意識不清、昏迷、譫妄、抽搐、顏面神經麻痺、眼球活動異常、皮膚疹等症狀，嚴重者會致命。腦膜炎的診斷除症狀外，必須做腰椎穿刺取得腦脊髓液檢查，針對病菌給予對症之治療。病程中曾經「腦壓過高」，同時被投予降腦壓藥物。

4-5 多囊性卵巢症候群

K小姐

初診日期／年齡：2022年4月2日
18歲

病症：多囊性卵巢症候群

主訴：多囊性卵巢症候群接受西醫治療。經常「頭痛」，右眼常常「無法聚焦」。從小，只要周圍有人感冒，就會被傳染。

診斷及治療：

1. 脈象：左尺脈很虛弱。
2. 大絡診斷：左手陽明大絡爲主證，右手少陽大絡爲輔證。
3. 針治：毫針，以太衝至照海穴區爲主。
4. 藥物治療：養肝湯爲主，補腦湯爲輔。

診治重點：

1. 望診：兩耳之三角窩顏色蒼白，顯示是腹腔左、右卵巢功能不理想，反應肝經脈是動病「婦人少腹腫」。正視問診時，K姐右眼會眨眼，問題越聚焦時，右眼左右轉動現象會越嚴重。右眼常常「無法聚焦」，是大腦皮質、大腦邊緣系統、中腦、中腦導水管的脊髓液及相關腦神經功能有待養護，反應膀胱經脈是動病「目似脫」，需斟酌第三、四與六對腦神經的狀況。
2. 舌診：用力伸舌頭，然而舌尖無法越過下唇。舌頭面的前三分之二（有三叉神經、顏面神經分布）紅絳微腫大有乏力感，後三分之一（舌咽神經）稍乾燥，反應腦幹與相關腦神經功能有待養護，屬膀胱經脈是動病「項如拔」，需斟酌第九、十一與十二對腦神經的狀況。
3. 問診：應答時，注意舌骨上肌群的二腹肌，前腹起始下頷骨的二腹肌窩，後腹起始顳骨的乳突切跡（天容穴區），兩個肌腹之間的肌腱，此肌腱附著（終止）於舌骨，前腹下降下頷骨以張開嘴巴；後腹將舌骨向上後拉，前腹受控於第五對腦神經（三叉神經）後腹受控於第七對腦神經（顏面神經），需思考第五、七與八對腦神經的狀況。

小博士解說

近年來女性拼事業、拚經濟、工作壓力大，長期承受龐大壓力和過勞，造成很高比例的女性月經不規則，月經量變少，甚至出現「早發性卵巢衰竭」而停經。若置之不理，長期會造成受孕困難或不孕，需要進一步的婦產科檢查，尋求中西醫的治療調理。

「卵巢衰退」原文 Diminished Ovarian Reserve（簡稱 DOR），指卵子庫存量剩下的數目不多，即將耗盡，正處在衰退狀態中。「卵巢早衰」原文 Premature ovarian failure（簡稱 POF），意指40歲前卵子庫存量已耗盡，無卵可用，換句話說就是停經了。從「衰退」到「衰竭」是個過程，多數人在45～50歲卵巢「衰竭」，停經了；少數人「衰退」較快，導致提早「衰竭」；當年齡未滿40歲即停經為「卵巢早衰」。

腦下垂體下視丘

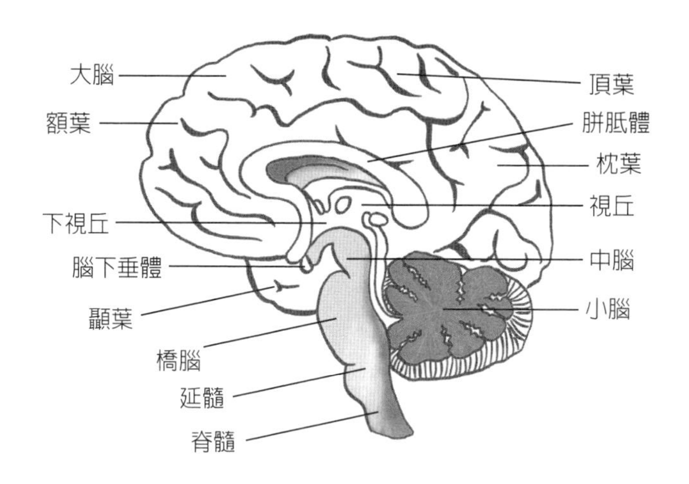

✚ 知識補充站

K 小姐，其先天腦脊髓液運作很不理想，大腦半球表面的許多皺紋（溝與迴），與大腦的軟腦膜、蜘蛛網膜和大腦組織的結構循環極為不良。K 小姐大腦皮質的情況是長期生活習慣缺乏陽光與活力所導致；軟腦膜上面蜘蛛網狀纖維的薄蜘蛛膜間的腦脊髓液，感應著側腦室與室間孔（大腦功能）、第三腦室（間腦功能）、中腦導水管（中腦功能）、第四腦室（橋腦與延腦功能），其十二對腦神經隨著肢體語言，透露出來的問題是：大腦半球最外側的堅韌覆蓋物是硬腦膜，硬腦膜靜脈「餵養」頭骨和耳廓，「滋養」蜘蛛網膜和軟腦膜時，卻無法「餵養」與「滋養」生命力；隱約可見其健康危機重重！

從上矢狀靜脈竇的位置，來觀察 K 小姐的顱頂中線偏右，反應過來的右眼，上矢狀靜脈居大腦鐮的上緣；前起盲孔，後至竇匯。接受大腦背外側面上部和部分內側面的靜脈血，K 小姐大腦內側面的結構與循環不順暢，尤其是下視丘與腦下垂體，上矢狀竇兩側壁上有許多靜脈「陷」窩，蜘蛛「網膜」、「絨毛」伸入其中。腦脊髓液通過上述絨毛的「再吸收」（虹吸）作用而進入靜脈竇。因此，上矢狀竇是「腦皮層」靜脈和腦脊髓液「迴流」的必經之路。軟腦膜和狹窄的運動，和所屬靜脈沿著大腦的另一部分運行，以「滋養」大腦。

4-6 EB病毒

K 小姐

初診日期 / 年齡：2022 年 5 月 12 日
18 歲

病症：感染 EB 病毒

主訴：因爲感染「EB 病毒」，發高燒住院，才出院返家。

診斷及治療：

1. 脈象：左寸脈（心）與右關脈（脾胃）皆過本位，脈象不是很穩定。
2. 大絡診斷：右手陽明大絡爲主證，左手陽明大絡爲輔證。爲典型陽明證。
3. 針治：先針瀉之，後服藥補之。取 0.15 公分撳針，先去胃經脈邪熱之氣，左足三里至下巨虛穴區，從足三里開始，吸氣進針，依序針到下巨虛，共六針；再瀉右手陽明大絡兩針，補左手陽明大絡兩針。
4. 藥物治療：補腦湯，一天 500cc，當茶溫熱酌飲。
5. 生活作息：必須充分休息，充足的睡眠尤其重要。感染後三至四週內避免劇烈的身體活動。

診治重點：

1. 依此病例之脈象，臨床上，多見於自律神經衰弱者，但 K 小姐並沒有出現相關的症候群。再診斷其大絡，也是多見於自律神經衰弱者，據此，可以確診患者是屬於自律神經衰弱的症候群。
2. 可以推定 K 小姐其腦下垂體與間腦的結構、功能障礙，諸如從小即很容易被感染感冒，又素有多囊性卵巢症候群。確定要從改善腦下垂體與間腦功能著手。

EB 病毒（Epstein-Barr virus）是第四型人類皰疹病毒，最早是在 1964 年，第一種被發現與惡性腫瘤有關的病毒。鼻咽癌病人身上，血中 EB 病毒抗體的濃度偏高，治療成功後其指數也會下降，因此，血漿 EB 病毒含量對於已確診的鼻咽癌，可當作一種腫瘤標記。

EB 病毒會潛伏在口腔、鼻腔或口水中，容易透過共用餐具、食物飲水共食、親吻等傳染，也被稱爲「親吻病毒」。通常 EB 病毒都是靠著體液傳播，唾液是最常見的傳播介質。所以親吻小孩、食物經大人咀嚼後再餵小孩，可能經由口水就把病毒傳播給孩子了。很多人是在孩童時期就感染了；孩童時期感染，症狀可能沒太明顯，或被認爲是小感冒而已。青少年時期或成人期感染者，症狀就比較明顯，會出現疲憊、發燒、喉嚨紅腫、頸部淋巴結腫大、肝脾腫大、紅疹等問題。

小博士解說

EB 病毒感染並不會輕易威脅性命安危，大多可痊癒。醫學證實 EB 病毒感染與鼻咽癌、淋巴癌有「正相關」。人體一旦病毒感染，免疫力較弱的個體，會開始恣意妄為，引起疾病。這種病毒就會終生潛伏在鼻咽的部位，可說是十分普遍的病毒。已有許多研究證實，EB 病毒與鼻咽癌、淋巴癌有關。

感染 EB 病毒的媒介

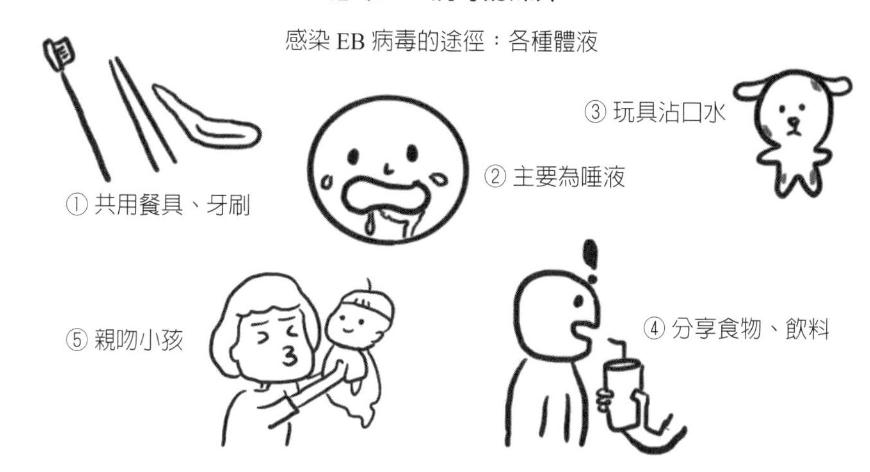

知識補充站

「傳染性單核球增多症」是由於感染 EB 病毒所引起的感染性疾病，接觸病毒後四至六週可出現症狀。EB 病毒感染的急性期，會出現發燒，通常持續五至七天，甚至七至十四天。出現扁桃腺化膿，有時與細菌感染不易區分，頸部淋巴腺腫大，腹部則有肝脾腫大；其他非特異性的症狀如倦怠、頭痛、肌肉痠痛、食慾不振等。EB 病毒不是一種新興病毒，成人約 70% 至 80% 具有抗體，90% 曾經感染過；一旦感染後，病毒就會終生潛伏在鼻咽的部位。

EB 病毒感染急性期過後，易產生血液方面病症或腦炎、腦膜炎等併發症，其中「愛麗絲夢遊仙境症候群」病毒影響腦部，造成「視錯覺」看到事物變形，靜止的物體突然動起來，發病的小孩會行為怪異、胡言亂語，就像愛麗絲夢遊仙境裏的小女孩一樣，彷彿闖進了異想世界，家長會懷疑小孩是否是「中邪」或精神分裂，其實「愛麗絲夢遊仙境症候群」都是腦炎的症狀之一。

EB 病毒肆虐針對自體免疫力下降的人，之後 6 月 3 日 K 小姐複診，因在三週前罹患了「肩胛舌骨肌症候群」，其左肩胛骨（岡上肌外側）上方開始腫痛，患部變大而僵硬，輕壓就痛，左手漸漸無法抬舉過頭。經診斷腫痛的位置主要是左肩胛舌骨肌的下腹，在「肩胛上切跡」附近，是「肩胛舌骨肌」症候群（OMS）常發生的部位之一，只是輕重緩急大不相同。

此例診治區聚焦在肩胛岡上緣的肩井穴區，左肩胛舌骨肌上腹（舌骨體下緣）的中間肌鍵所在的廉泉穴區。先熱服養肝湯 100cc，其腫痛瞬間減緩了七成以上；並分別於左足三里至下巨虛穴區、右手陽明大絡與左手陽明大絡施治撳針，另處方以補腦湯，一天 500cc，當茶溫熱酌飲。

4-7 腦脊椎神經多發性腫瘤

C 小姐

初診日期 / 年齡：2022 年 8 月 20 日
27 歲

病症：腦脊椎神經多發性腫瘤

主訴：

1. 腦及脊椎神經多發性腫瘤，兩側聽神經瘤無法手術。
2. 脊椎腫瘤手術過。

診斷及治療：

1. 脈象：一開始診脈，脈象尚屬正常；再進一步仔細診脈，尺脈微弱。
2. 大絡診斷：左手太陽大絡最痛，右手太陽大絡次痛，左、右手陽明大絡也痛。屬太陽陽明合病。
3. 藥物治療：晨醒來，免疫湯 100cc；三餐前，腎水湯各 100cc；睡前腎氣湯 100cc。

治療重點：

1. 臨床上，多發生於過勞與早衰者。針灸與中藥治療，短時間難以見效。
2. 建議根本改善生活作息，建議每週兩次熱瑜珈，強健任督二脈，減緩神經瘤惡化速度。

C 小姐年輕有活力、喜歡社交，酒量很好。幾年來，必要的脊椎腫瘤手術，令右手、右腳出現類似左側腦血管栓塞手術之後遺症；因此，從針治頭上五行與尻上五行著手，還是有一定程度的療效；惟，要大幅度的調整生活步調，培養恆律適量的有氧運動，以及改善飲食習慣。

腦及脊椎神經多發性腫瘤，其肇因多與腦和脊髓內腦脊髓液循環息息相關。腦脊髓液通過四個腦室（兩個側腦室、第三腦室、第四腦室）的室腔膜之蜘蛛膜顆粒進入靜脈系統；四個腦室的脈絡叢中的微血管生產腦脊髓液，兩個側腦室最豐富；相對的，四個腦室的蜘蛛膜絨毛顆粒進入靜脈系統，則以第四腦室較優勢；人的體質與體況和病變都與此系統運作環環相扣。腦及脊椎神經多發性腫瘤、脊椎腫瘤的細胞增生，可能發生在脊髓、脊髓膜，或脊椎骨與脊髓膜之間。

從身體他處的原發性腫瘤擴散「轉移性腫瘤」，通常進程很快；原生於大腦或脊椎的「原發性腫瘤」成長緩慢，甚至好幾年。脊椎腫瘤症狀，因腫瘤位置造成下肢感覺喪失，或上肢、手指、手掌冰冷。日益加劇的背痛，可能擴散到髖部、腿部、腳掌和手臂。吃止痛藥也無法解除疼痛，躺下、用力、咳嗽或打噴嚏時更痛，大便失禁（無法控制排便）、小便失禁（無法控制排尿），肌肉收縮、抽搐、痙攣、無力、或失去活動能力，都是其常見症狀。

小博士解說

多發性神經纖維瘤是一種遺傳性的神經系統疾病，臨床上可分為兩型，其特徵或表現症狀為以腦與脊髓的神經腫瘤為主者，屬第二型，是中樞神經型（又稱 Central Bilateral Acoustic NF），是罕見疾病，可確認的是雙側聽神經的神經腫瘤，皮膚的症狀比較輕微。此病例患者即屬此型。

腦脊椎神經圖

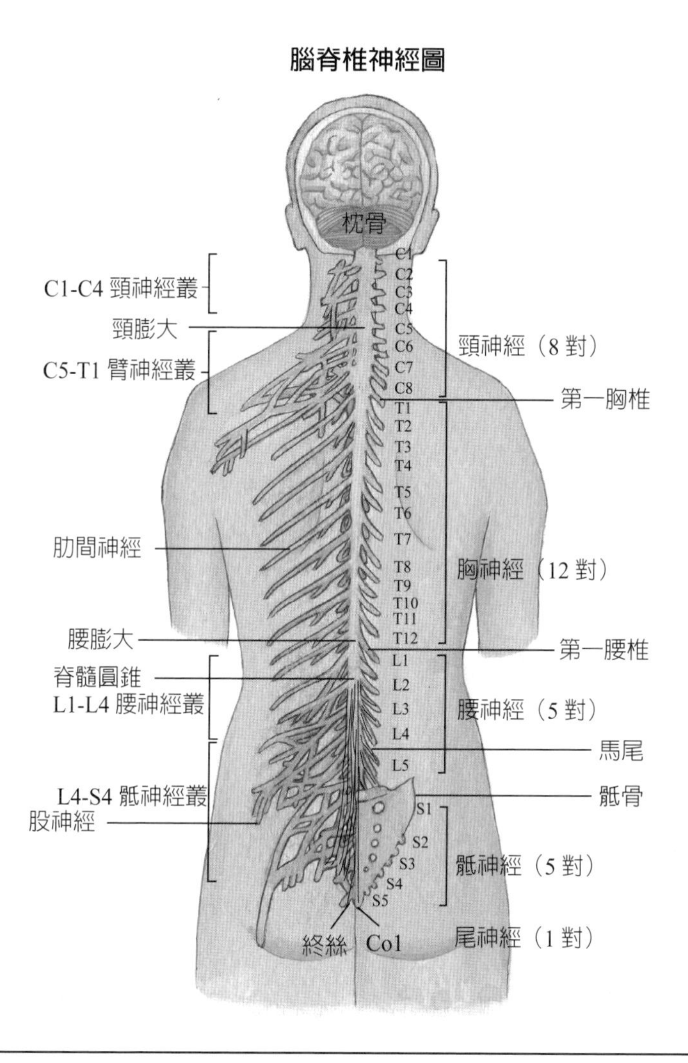

✚ 知識補充站

上運動神經元，脊髓小腦徑在體內本體感受會於身體內被偵測，並沿脊髓內的三條路徑向上傳送。低於第二腰椎的本體感受資訊會沿脊髓中的脊髓小腦腹側束上傳，感覺感受器會接受這些資訊並伸延入脊髓。

下運動神經元，分成皮質脊髓側束和皮質脊髓前束。皮質脊髓側束包含的上位運動神經元軸突與背外側下運動神經元之間形成突觸。背側神經元與遠端末梢肌肉的控制有關，可以支配四肢的運動。這些背側神經元被發現在脊髓的頸部及腰骶部分有明顯的擴大。

4-8 完全閉鎖症候群

CPC 先生

初診日期 / 年齡：2022 年 1 月 17 日
55 歲

病症：完全閉鎖綜合症

主訴：

1. 到家出診。已昏迷一年，一年前開車失控撞上前車，呈昏迷狀態，救護車送往醫院途中曾有輕微意識與心跳，到醫院不久再度昏迷，心跳停止數分鐘。
2. 經急救診斷：大腦正常，腦幹有小黑塊。全身僵硬、垂足，右側比左側嚴重。

診斷及治療：

1. 脈象：左關脈過本位。
2. 大絡診斷：左手少陽大絡最塌陷。
3. 針治：0.15 公分撳針，針左腳少陽大絡、左手少陽大絡、左耳耳色蒼白處，共二十針。叮嚀家人隨時揉按針治穴區。

治療重點：

1. 大腦正常，腦幹有小黑塊，聯想到「腦幹網狀系統」；此系統位於延髓中央、橋腦被蓋，和中腦等掌控維持肌肉緊張、心臟反射、覺醒和注意力與隨意運動的協調，據此確定針治部位，施針前後，照相的表情由緊皺眉頭（皺鼻蹙頞狀）變成舒鼻展眉狀。
2. 大絡診斷以壓按痛感反應較強烈者爲主證，如無痛感反應者，取最凹陷者。急證與頑固病證，常發生雙側同一大絡區都很痛或明顯凹陷。臨床上，常是來自延髓和腦橋的資訊向下傳送到脊髓稱「下行網狀結構」，其相應以足三陽經脈與手太陽大絡爲主；從肢體傳送到整個大腦皮層的「上行網狀結構」，以足三陰經脈與手少陽大絡爲主要相應。
3. 左、右手少陽大絡都很痛者（或凹陷者），多反應腦幹網狀系統上行系統，以足三陰經脈問題爲多：腎經脈起於小趾之下，反應在小隱靜脈與腹股溝「深層」淋巴結；脾經脈起於大拇趾內側；以及肝經脈起於大拇趾叢毛之際，影響及小隱靜脈與腹股溝「淺層」淋巴結。
4. 左、右手太陽大絡都很痛者（或凹陷者），多反應腦幹網狀系統下行系統，以足三陽經脈問題爲多：胃經脈起於鼻目之間，影響及腎上腺皮質最外層的皮質細胞（醛固酮）；膽經脈起於目銳眥，影響及腎上腺皮質中層細胞（糖皮質素）；膀胱經脈起於目內眥，影響及腎上腺皮質最內層細胞（性荷爾蒙）。

小博士解說

閉鎖症候群的成因和大腦皮層功能損害、皮質下功能保留的植物人不同，閉鎖症候群患者的病變部位一般位於腦幹的特定部位，大腦半球沒有損害。常見病因包括：創傷性腦損傷、腦血管阻塞或破裂、過量服藥……等等因素。

十二腦神經圖

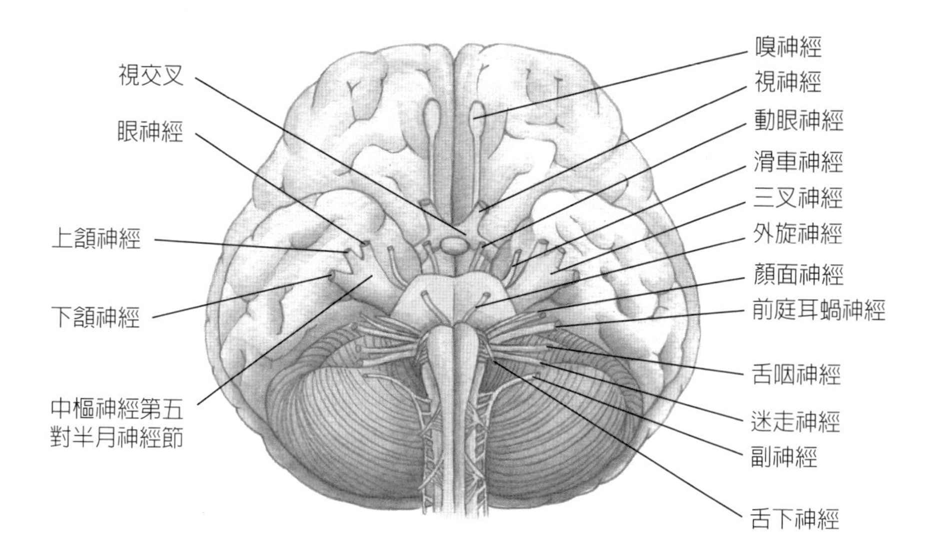

✚ 知識補充站

「閉鎖症候群」患者雖然意識清醒，卻因為全身隨意肌（除眼睛外）都癱瘓，導致不能活動、不能自主說話；和大腦皮層功能損害、皮質下功能保留的植物人不同。「閉鎖症候群」患者雖然四肢癱瘓且無法說話，但個人認知意識完整，可以通過不受癱瘓影響的眼睛，傳遞訊息（如眨眼、移動眼球等）與他人溝通。但其呼吸和發音之間缺乏協調能力，即使聲帶沒有癱瘓的情況下，也無法自主發出聲音。

假如連控制眼球的肌肉也癱瘓，則為「完全閉鎖症候群」，外界難以觸碰患者的內心世界，甚至不知道有沒有意識，因而會被誤診為昏迷。

另外，「漸凍人」是罹患運動神經元疾病。位於大腦中的運動神經元，為上運動神經元，位於腦幹及脊髓中的運動神經元為下運動神經元，運動神經元疾病的主要病變位置就是在這兩個部位。其症狀主要是運動神經萎縮，患者的感覺神經並未受損，雖然患者的四肢無法動彈，也無法自行呼吸，但自始至終意識卻非常清楚，冷、熱、痛、癢等感覺都像正常人一樣清晰敏銳，這也正是患者痛苦之所在。

4-9 SLE與「進行性多灶性白質腦病」

H 小姐

初診日期 / 年齡：2021 年 11 月 20 日
37 歲

病症：紅斑性狼瘡、四年病史

主訴：

1. 在某風濕免疫科就診，住院一個多月，接受生物製劑莫須瘤（學名：Rituximab，商品名：Mabthera，通用名：利妥昔單抗）治療。剛出院。
2. 四年前，打過三次，沒有什麼不舒服的。此次莫須瘤治療後，咳嗽嚴重，全身痠痛不堪，彎腰駝背，嚴重的不良於行。
3. 擔心罹患「進行性多灶性白質腦病」。血小板過低，臉色蒼白，失聲音啞。

診斷及治療：

1. 脈象：左寸脈過本位，右尺脈虛弱。
2. 大絡診斷：左手陽明大絡最痛、右手少陽大絡次之。屬於陽明少陽合病。
3. 針治：0.8 公分毫針埋針，左手三里與右足三里，各埋五針，留針三天。
4. 藥物治療：養肝湯三餐前、3:00 pm 與 9:00 pm 各 100cc。

複診一：2021 年 12 月 18 日

診斷及治療：體況改善很多，持續治療。

1. 大絡診斷：右手陽明大絡最痛、左手陽明大絡次之。
2. 針治：0.15 公分撳針，補八髎穴區塌陷處，共二十針。
3. 藥物治療：三餐前及 3:00 pm，養肝湯各 100cc；9:00 pm，解鬱湯 100cc，持續治療。

複診二：2021 年 12 月 24 日至 2022 年 2 月 28 日

診斷及治療：診治方法大同小異，病狀持續改善。

複診三：2022 年 3 月 5 日至 5 月 14 日

診斷及治療：

1. 診治方法大同小異，病狀持續改善。
2. 惟，情緒問題爲大，處方解鬱湯爲主，養肝湯爲輔。

小博士解說

系統性紅斑性狼瘡或稱全身性紅斑性狼瘡（Systemic Lupus Erythematosus，簡稱 SLE）。此病名是在 19 世紀中葉有醫師認為病人臉部的紅斑是被狼咬到造成。狼瘡好發於育齡期女性（14～44 歲），年紀輕的病人症狀較嚴重，黃種人盛行率高於白人。發病的原因與基因及環境均有關係。

很大比例的女性紅斑性狼瘡患者，情緒反應敏感而脆弱，脾氣暴躁易失控。一般認為 SLE 患者不可運動、不可曬太陽，根據臨床實證，規律運動，適度接受陽光（要避免紫外線直曬），都有助益，適量恆律運動可以避免肌肉萎縮、骨質疏鬆，改善情緒疲勞、增進體適能，在活性發作時，則可進行被動式關節活動範圍內的運動。

如何診斷紅斑性狼瘡

項目	症狀
1	臉部蝴蝶斑
2	圓盤狀皮膚紅斑疹
3	光過敏
4	口腔潰瘍
5	關節炎
6	漿膜炎：肋膜炎、心包膜炎
7	腎臟病變：持續性尿蛋白、細胞性圓柱
8	神經病變：癲癇、抽搐、精神異常
9	血液系統病變：溶血性貧血、白血球過低、淋巴球過低、血小板減少
10	免疫功能異常：抗雙股去氧核醣核酸抗體、抗史密斯抗體、抗磷脂抗體陽性
11	抗細胞核抗體陽性：ANA 偏高，是全身性紅斑狼瘡特異性抗體

說明：一般依據美國風濕病醫學會 1982 年修訂的「全身性紅斑性狼瘡分類準則」（Diagnosis and Treatment Guideline of Systemic Lupus Erythematosus）診斷標準，十一項中符合四項即可確診，以上症狀可能在不同病程時一一出現。

✚ 知識補充站

莫須瘤是一種作用於人類 CD20 的人鼠嵌合單株抗體。CD20 主要表現於 B 淋巴球細胞表面，用以治療因 B 淋巴球過多所造成的疾病，包括淋巴瘤、慢性淋巴細胞白血病、移殖排斥和某些自體免疫疾病。

中樞神經系統，由灰質與環繞灰質的白質構成。白質控制著神經元共享的訊號，協調腦區之間的正常運作，其時機與成熟程度，會影響到學習、自我控制與精神疾病，例如精神分裂、自閉症與病態性說謊，青少年的「年少輕狂」的原因之一也是由於白質未發育完全。

「進行性多灶性白質腦病」，白質異常的相關疾病非常多，已知的疾病包括多發性硬化症、腦性麻痺、亞歷山大症，其他仍在研究的則有閱讀障礙、音癡、精神分裂症、注意力不足過動症、躁鬱症、語言障礙、自閉症等，其也與因老化、阿茲海默症，甚至與罹患病態性說謊而認知衰退的患者有關。

4-10 男性紅斑性狼瘡

C 先生

初診日期 / 年齡：2015 年 3 月 20 日
40 歲

病症：紅斑性狼瘡、皮肌炎、急性腎臟炎

主訴：

1. 2014 夏天因皮膚過敏至某大醫院就診。左右上臂及大腿水腫，又無力，臉也水腫。
2. 肌酸酐 400，尿蛋白 4+；西醫診斷為「紅斑性狼瘡」、「皮肌炎」、「急性腎臟炎」。

診斷及治療：

1. 診斷：肝腎過勞，陰虛至極，腎水不足，生命中繼站的環竇系統，搖搖欲墜，不堪重負，長期熬夜，拼命工作，因此，過去過勞累積下來的損傷，造成免疫力低弱。表面上是自體免疫疾病症候群，實際上，肝腦塗地，岌岌可危！
2. 整體治療：自 2015 年 3 月 20 日初診，持續八年多的長程診治，針、灸、砭、藥、導引按蹻，全都用上了！最後兩年，C 先生開始參加全程馬拉松（42.195 公里）比賽，有效調整體能，例行治療就減少了。
3. 針砭治療：以然谷至照海穴區放血為主，衝陽穴區為輔。
4. 藥物治療：以養肝湯與腎氣湯為主。補肝虛充腎氣，促進新陳代謝，提升免疫功能。

診治重點：

1. 腳部分布有淺靜脈與深靜脈，針灸促進腳部靜脈與淋巴順暢回流心臟，砭（放血）有緩中補虛效果。砭淺層皮靜脈，砭出鬱滯的血，使靜脈血順暢回流腹腔；以放血瀉實，達實質補虛療效。針則以深層靜脈為主，啓動穴區脈管與神經之生理作業，依證或補或瀉。
2. 皮靜脈分為小隱靜脈與大隱靜脈；深靜脈分為脛骨後靜脈、脛骨前靜脈、膝窩靜脈與股靜脈。腳部循環不良，以「疼痛」診斷之，越動越痛是動脈問題，動了反而不痛是靜脈問題；動也痛，不動也痛，是動脈、靜脈都有問題。單腳腫脹、濕疹，多見於同側腳脈管循環不良；兩腳都有狀況，多是腎臟或心臟，嚴重者甚至是肝臟功能有狀況，多見於慢性生活習慣病者身上。

小博士解說

自體免疫性疾病患者，把自己的細胞當成外來的攻擊，造成全身器官組織發炎。狼瘡就是一種可侵犯全身之自體免疫性疾病。狼瘡罹患率男女比約一比十，但是男性會比女性嚴重；同時，也會發生在小孩及老年人身上。

大部分男性紅斑性狼瘡患者，其個性相對較保守拘謹，甚至刻意壓抑情緒起伏；臨床上，仔細觀察其眼神的變化，以及海綿靜脈竇周邊相關組織的功能運作，視之深淺不一，病症變化都會呈現出來。

男性全身性紅斑狼瘡之特點及應注意事項

特點	
發病年齡比女性晚，診斷易被忽略	女性發病期多數在生育年齡，男性卻有 25% 在 50 歲之後發病。男性發生機率較低，診斷可能被忽略
女性荷爾蒙增加，男性荷爾蒙減少	患者體內女性荷爾蒙動情激素之代謝產物增加，部分性腺激素濃度也增高，男性荷爾蒙如睪固酮減少，但卻無女性化現象
病情較重，預後較差	症狀較女性重，且預後較差。如狼瘡腎炎、雷諾氏現象、臉紅斑發生機率較女性增加，且較為嚴重
性功能障礙機率增加	有三分之一會有性功能障礙，如陽痿或性慾減低
注意事項	
嚴格遵守醫囑服藥	無論接收西醫或中醫療法，都要依囑咐按時服藥
避免過分曝曬陽光及過度疲勞	過勞、生活步調紊亂是妨礙醫療成效第一殺手，要適度運動接受陽光，但不宜曝曬，男性多數懶得防曬，紫外線對狼瘡皮膚極具殺傷力
戒除煙酒及檳榔	煙、酒、檳榔為紅斑狼瘡病患之大敵，不論男女，皆須戒除，否則藥效不佳，或症狀惡化
預存精子	醫者建議紅斑狼瘡腎炎之男性，若須長期使用愛得星（Endoxan），精蟲可能減少或影響品質，計畫生育者，先預存精子

✚ 知識補充站

C 先生八年的 SLE 病史，自體免疫系統失調了，其他的生命系統也受影響，最重要的是錐體系統失去運作能力。初病時，自體免疫系統幾近崩毀，紅斑性狼瘡、皮肌炎、急性腎臟炎，一一被確診。靠針、砭（放血）與大劑腎水湯度過極危險期。

最重要的是後期的生活步調改變，C 先生安排持恆的體能訓練，落實練習與鍛鍊課程，並參加全程馬拉松（42.195 公里），打破紅斑性狼瘡患者不能運動曬太陽之禁忌，得以尊養「錐體系統」（大腦皮質的錐體細胞與延髓和錐體交叉），遠離危險，逐日恢復健康。

4-11 二十年紅斑性狼瘡

S 小姐

初診日期 / 年齡：2021 年 9 月 10 日
38 歲

病症：紅斑性狼瘡，二十年病史

主訴：二十年 SLE 病史，結婚七年，沒生育；長期服用類固醇、奎寧、免疫抑制劑。

診斷及治療：

1. 脈象：左關脈與右關脈過本位。
2. 大絡診斷：右手少陽大絡最痛、左手陽明大絡次之。屬於陽明少陽合病。
3. 針治：0.15 公分撳針，補右太衝到築賓穴區，十針。
4. 藥物治療：三餐前養肝湯各 100cc；3:00 pm 及 9:00 pm，免疫湯各 100cc。每次回診，依證以腎水湯、腎氣湯、解鬱湯交互調整。
5. 生活作息：要根本改善生活作息，早睡，維持基本運動量。

紅斑性狼瘡是綜合基因、環境與荷爾蒙變化而造成的「自體免疫疾病」，體內產生了抗體，不是對抗外界的細菌、病毒、或外界物質，反而攻打自身的器官；引起各器官嚴重發炎與組織損害，帶來不小危害。

紅斑性狼瘡患者發病前，或受到壓力大、陽光、藥物，或某些感染的刺激誘發而發病，或是家族遺傳。其病情多會起起伏伏，時好時壞，不是所有患者都會出現最具特徵的臉部蝴蝶斑紅疹。

每位紅斑性狼瘡患者的症狀、表現、病程進展都不一樣。有的症狀來的急，有的是慢慢浮現；有的是一發病就很嚴重，有人發病幾年來總是很輕微。有的患者只有暫時出現症狀，有些卻持續發病。

S 小姐西醫與中醫合治，對自己的疾病認識更多，與醫生建立良好溝通；也盡力獲取足夠休息，有時候一天甚至睡 8 至 12 小時；也努力規律運動，並改善心情；吃得營養與均衡，忌暴飲暴食，注意增進骨質，預防肌肉流失。即使患病多年，還是能生活的活躍開朗。

小博士解說

紅斑性狼瘡雖無痊癒之良藥，但目前的醫技已可妥善治療。但，紅斑性狼瘡屬慢性發炎性疾病，可能會經過多次的緩解與惡化，長期追縱檢查或治療是必要的。

目前不少臨床病例是採中西醫合治，亦有純採西醫或中醫治療，都有不錯效果，部分病人甚至可以不必服藥或只需少量藥物以緩解。要達此效果，病、醫要充分合作，目標是達到長期緩解不發病，能過上正常生活；欲控制病情，減少復發，最重要的就是生活作息要正常，始能維持腦幹正常運作，生活品質得以提高，壽命也隨之延長。

紅斑性狼瘡患者日常生活、飲食注意事項

生活飲食	注意事項
攝取鈣質、維生素 D 維護骨質	1. 服用類固醇者會導致骨質疏鬆，多攝取鈣質、維生素 D 維持骨密度 2. 多攝食乳製品、深綠色蔬菜、豆腐、鮭魚、秋刀魚、貝類、日曬過的黑木耳和香菇 3. 少量曬太陽，但避免陽光直射，或高紫外線之曝曬，夏天出門撐傘防曬
攝取 Omega3（好的油脂）	1. Omega3 能抗發炎，維護心血管健康 2. 攝食鮭魚、鯖魚、海鱺魚、柳葉魚、白帶魚、鰹魚等 3. 植物性來源如黃豆、胡桃、堅果、奇亞籽，或亞麻仁油、橄欖油等好油脂
攝取抗氧化物蔬果以原型食物為主	1. 飲食注意營養均衡、豐富，少食用再製品，以原型食物為主 2. 攝取植化素、維生素 A、C、E……等 3. 攝取新鮮蔬果如藍莓、青花菜、南瓜、番茄、胡蘿蔔、彩紅椒、堅果類 ……等
適度運動：運動對 SLE 患者很重要	1. 適度適量規律的有氧運動，有助心肺功能，維持血管健康，免除四肢關節、肌肉的僵硬和衰弱 2. 服用類固醇者，會使膽固醇、血壓和體重上升，運動可以降低此副作用 3. 運動促進新陳代謝，使循環順暢，提振精神、消除疲勞，並舒緩情緒壓力 4. 即使疾病「復發期」，和緩的運動也不可少；即使關節疼痛，也應避免固定不動
均衡飲食與宜忌	1. 未出現腎衰竭者，則攝取均衡飲食，每日攝取適當水分 2. 出現腎衰竭者，則避免攝取過量的蛋白質、鹽分及含鉀食物 3. 有動物實驗發現，苜蓿芽會使紅斑性狼瘡病情惡化 4. 不宜大量進補，避免免疫系統更加亢進

✚ 知識補充站

紅斑性狼瘡患者可能有的症狀：很難恢復活力的疲憊，疲憊的讓人連平常過日都覺得很累；關節疼痛、腫脹、僵硬、肌肉痛；橫跨鼻樑至兩側顴骨有蝴蝶紅斑；對光敏感，畏曬太陽；寒冷或有壓力時指尖腳趾會轉藍紫或蒼白；喘不過氣，深呼吸時感到胸痛；嘴巴或鼻子潰瘍。

4-12 紅斑性狼瘡與內臟囊腫

H 小姐

初診日期 / 年齡：2022 年 4 月 16 日
30 歲

病症：紅斑性狼瘡與內臟囊腫

主訴：

1. 18 歲 SLE 發病，住院六天。
2. 血小板過低，胰臟囊腫 3.35 公分，左腎臟囊腫 1.14 公分，脾臟囊腫 2.57 公分，臺中 L 醫院長期看診，服用類固醇（一天三～六顆）、奎寧（兩年前開始服用）、免疫抑制劑（一天一顆）。

診斷及治療：

1. 脈象：左寸脈與右寸脈過本位，脈象細小微數。
2. 大絡診斷：右手陽明大絡最痛、左手陽明大絡次之、左手太陽大絡亦痛。屬於陽明太陽合病。
3. 針治：0.15 公分撳針，瀉左足三里穴區七針、左梁丘三針。
4. 藥物治療：三餐後，補腦湯各 100cc；睡前，解鬱湯 100cc。

回診治療：持續養護治療。

1. 藥物治療：每次回診，依證以腎水湯、腎氣湯、免疫湯交互調整。
2. 針刺治療：0.15 公分撳針，補右（或左）太衝到築賓八針；左（或右）耳三角窩與外耳輪腳各二針。

H 小姐十二年的 SLE 病史，自體免疫系統失調，自律神經系統的運作能力已隨之失調，人壓力過大產生緊急狀況時，交感神經負責判斷要面對或躲避；副交感神經負責休息和消化。很明顯，H 小姐大壓力下「面對」的是不要死掉，「躲避」的是積極調整生活作息，讓副交感神經「休息」和「消化」來養精蓄銳。

《金匱要略》：「導引、吐納、針灸、膏摩，勿令九竅閉塞。」「吐」，呼氣速度慢似龜息，調節副交感神經休息作業，令身心的煩躁不安緩和；「納」，吸飽氣似蛇吞象，充實交感神經活動功能，晨起有氧運動效果更佳，讓心臟動脈循環順暢。

小博士解說

紅斑性狼瘡患者病症輕重程度，直接影響存活率。近年來，診斷技術、治療方式、藥物發展及整體照護的進步，SLE 患者的存活率大幅提高，五年存活率已經從 50 年代低於 50%，進步到現在超過 90% 以上。

紅斑性狼瘡既是一種不可預測的疾病，發病或緩解，症狀的出現或消失，並非都有明顯預兆，因此必須持續追蹤。病症嚴重者經治療能活下來的，其預後關鍵就在於如何養護「自律神經系統」。自律神經包括交感神經與副交感神經，受到情緒、情感及感官的影響。換句話說，能「自律」（克己）的患者化險為安的機率也相對提高，透過改善生活習慣、調整飲食內容、安排適當休閒娛樂、養成運動習慣、學習放鬆心情、積極配合治療……，都可以強化自律神經系統，減少病情誘發或加重。

自律神經系統

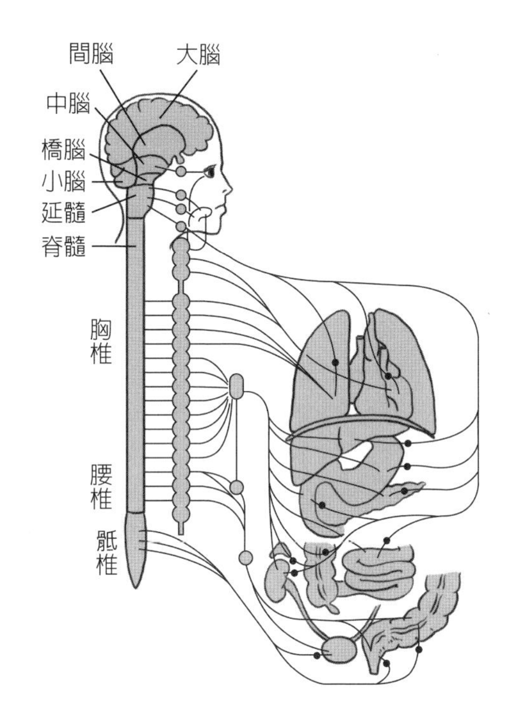

✚ 知識補充站

胰臟囊腫分類非常多，胰臟位於後腹腔，是一沉默的器官，平常沒什症狀，一旦發現問題，如胰臟癌，往往已是末期。胰臟癌末期存活期通常都不太長。

脾囊腫的病因，寄生蟲性囊腫由棘球條蟲屬的包蟲囊構成，與肝、肺棘球蚴病並存。非寄生蟲性囊腫，假性囊腫較真性囊腫多見。脾囊腫以左上腹不適或隱痛較多見，亦可累及臍周或放射至右肩及左腰背部。脾囊腫的併發症包括如囊腫破裂、出血及繼發感染等。

腎囊腫症狀最常見會出現背部隱隱作痛、鈍痛、固定於一側或兩側的疼痛，嚴重甚至會放射到下腹部。血尿或蛋白尿：大多會週期性的發作，發作時腰痛會加劇。腎囊腫併發尿毒症，常發生在多囊腎的病人中，當腎功能衰退到經由腎臟排泄的廢物大量累積在體內時，血中尿毒素會增加，影響正常生理功能，會傷害及其他的器官組織。腎囊腫常見致病為單純性腎囊腫。

4-13 IgG4相關性疾病

USF 先生

初診日期 / 年齡：2022 年 1 月 15 日
72 歲

病症：IgG4 相關性疾病

主訴：

1. 已退休，9:30 pm 以前睡覺；每天走一萬步，約一個半小時；但無法跑步，膝蓋受過傷，更無法長跑，心臟受不了。
2. 長期乾眼症（老損），十指梢、指甲根肉黑黯。
3. 經醫院風濕免疫科檢驗：「血清 IgG4 濃度上升，是 1500」（正常數據是 140），接受標靶治療（注射），降到 250。

診斷及治療：

1. 脈象：右寸脈過本位，左尺脈微弱。
2. 望診：左耳垂有明顯兩條皺紋，左腦稍為有退化跡象，眼周圍的組織、腎臟、肺臟較弱。舌頭上有小横紋五、六條，舌體大致正常。
3. 大絡診斷：左手太陽大絡最痛、右手太陽大絡次痛。典型太陽證。
4. 針治：動氣針法，同時針刺左、右手太陽大絡，在抬動腕指時，較痛的一側為主證。是左太陽大絡較痛，吸氣，左手五指張開，豎起左手腕。右太陽大絡，呼氣，右手五指張開，豎起右手腕。
5. 藥物治療：三餐前，免疫湯各 100cc；3:00 pm 及 9:00 pm 腎氣湯各 100cc。

回診治療：持續養護治療。

1. 幾星期後，大絡壓診變成右手太陽大絡最疼痛。
2. 此刻即是治療良機，必要時，一天服用腎氣湯 500cc 至 1000cc，依證投藥，效果比預期的好！

治療重點：

1. USF 先生長期過勞積累，傷損任、督二脈與臟腑，才會罹患 IgG4 相關性疾病。勞損症，常呈現左、右手太陽大絡皆塌陷，左太陽大絡較疼痛。其治療，白天養護自體免疫系統與交感神經系統，清晨六時左右，適合稍有加快心跳的運動，一個小時以上，藥方以免疫湯（人參敗毒散）為主。
2. 如，右手太陽大絡較疼痛，晚上養護內分泌系統與副交感神經系統，儘早睡覺，睡眠品質不佳者，也盡可能閉眼（必要時戴眼罩）靜躺，讓肝臟、脾臟及脊髓充分休養生息，比任何醫療還重要；藥方以腎氣丸或眞武湯為主。

小博士解說

人的思考、學習與說話等高階功能都於大腦執行；小腦控制肌肉與感知活動，維持平衡與姿勢；腦幹的中腦、橋腦和延腦等，連接大腦、小腦和脊髓，控制生命功能運作；通常，勞損都從小腦開始，牽繫著十二經脈是動病與所生病。

臉部十觀診

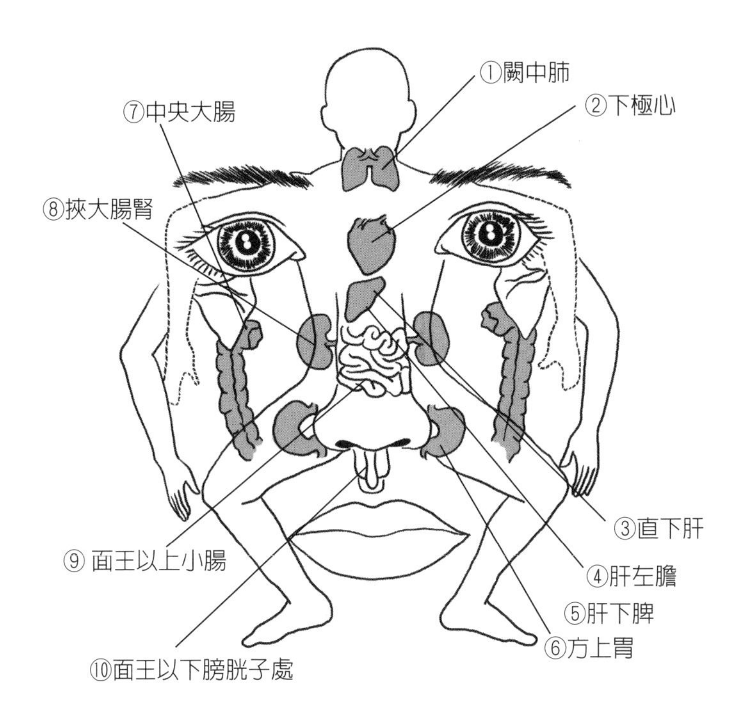

知識補充站

IgG4 相關性疾病（IgG4-related disease, IgG4-RD）是影響各個器官的全身性疾病，根據病變形成的器官位置，有不同的臨床症狀和檢查結果。其最典型的症狀就是生產 IgG4 的漿細胞會聚集在一起形成一個腫塊；出現在不同部位，造成不同的器官破壞，症狀卻完全都不一樣。

常見侵犯的位置包括：膽道、胰臟、肝臟、腎臟、泌尿道、肺臟、淋巴節、腦膜、主動脈、乳房、攝護腺、心包膜、皮膚、唾液腺、淚腺……等器官及組織。

4-14 不孕症調養

L 女士

初診日期 / 年齡：2012 年 11 月 29 日
35 歲

病症：不孕症

主訴：

1. 長期習慣凌晨一點多才睡。之前，有卵巢巧克力囊腫，試管受孕才順利懷孕，第一胎生產時吃「郭老師養生月子餐」調理餐一個月。
2. 內分泌失調，免疫力低下。希望再懷孕第二胎。

診斷及治療：

1. 脈象：右寸脈及左寸脈皆過本位。
2. 大絡診斷：右手陽明大絡最痛、左手太陽大絡次痛。為陽明太陽合病。
3. 藥物治療：三餐前與睡前，人參敗毒散各 3 克，改善免疫力低下。

複診一：2013 年 4 月 17 日

1. 脈象：脈象稍微弱。
2. 大絡診斷：右手太陽大絡最痛、左手少陽大絡次痛。為太陽少陽合病。
3. 針治：埋線，左太溪穴三針。
4. 藥物治療：醒來、睡前，腎水湯各 100cc；晚餐前，腎氣湯 100cc。改善腰腎虛弱。

回診治療：持續回診治療。

1. 持續對證以養肝湯、腎氣湯交互調理。
2. 埋線，左太衝三針，補之；左丘墟一針，瀉之。或埋線左太溪至築賓五針，補之，改善肝腎虛弱，促進新陳代謝，提振免疫力，增加受孕機率。

診治重點：

1. 埋線是毫針的延長加強版，效果可維持七至十天。能刺激穴位，增加局部血液循環及新陳代謝，抑制發炎反應。埋線左太溪至築賓穴區，補之，刺激中樞神經系統，增加釋放化學物質到內分泌系統中。
2. 加上服用養肝湯、腎氣湯與腎水湯，增進內分泌系統循環、調整平衡體氣。埋線能刺激穴位，能通達體內氣血，恢復運作。

小博士解說

卵巢功能出現早衰問題，攸關「肝腎」經脈與生殖、生長發育、內分泌……等功能，肝腎魂精的虛損，常因不正常的作息、壓力、負面情緒之刺激而影響肝氣的疏泄，導致「肝氣鬱結」與「腰腎虛弱」，十分不利於胎孕。

以補腎的處方為基礎，輔以疏肝、健脾，或清心、利濕、活血化瘀等藥物，優化下視丘與腦下垂體的運作功能，調節內分泌系統，改善荷爾蒙的不足，促進卵巢功能，刺激性腺素分泌，即有利於受孕養胎。

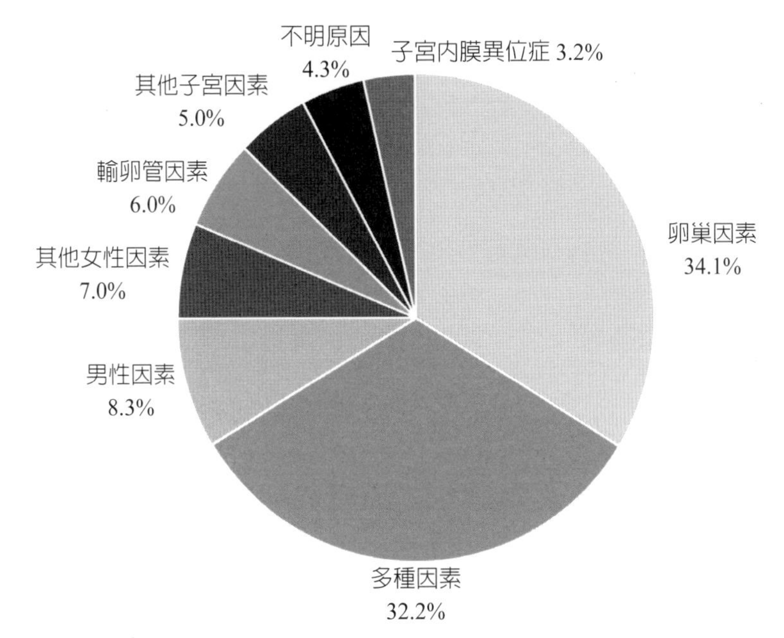

資料來源：衛生福利部國民健康署《110 年人工生殖施行結果分析報告》

✚ 知識補充站

埋線，利用能被身體吸收的一條 1.5 公分長的羊腸線埋入體內，持續發揮刺激穴位作用，激發大腦潛能，以調整體質、緩解痠痛、塑身減重。

埋線，補左太衝，改善肝經脈虛弱；補左太溪至築賓，改善肝腎虛弱，都配合動氣針法，呼氣時，緩緩翹起左腳背。

《內經・官鍼》：「齊刺者，直入一，傍入二，以治寒氣小深者。」「揚刺者，正內一，傍內四，而浮之，以治寒氣之搏大者也。」「短刺者，刺骨痺，稍搖而深之，致鍼骨所，以上下摩骨也。」「輸刺者，直入直出，稀發鍼而深之，以治氣盛而熱者也。」刺骨痺，於太衝穴區埋線，適度刺激第一蹠骨內側骨膜；於太溪穴區，適度刺激脛骨末端後側骨膜；出針後，羊腸線在穴區內持續刺激骨膜與筋膜黏膜下淋巴組織，改善所屬經脈臟腑功能。

以毫針 30 號 0.5 寸～1.5 寸，動氣針法刺手足大絡，症狀嚴重者針感多數很痛，針入二十分鐘左右即可。瀉之，則稍快吸氣，同時抬舉手腕或腳踝，並張開五指或五趾；補之，則緩緩呼氣，越緩效果越好。

4-15 工作過勞

L 女士

初診日期 / 年齡：2008 年 6 月 17 日
54 歲

病症：過勞症候群

主訴：餐飲業者，從基層廚房工做起，到自為老闆，長期勞累，體力透支，身心俱疲，肢體疼痛，咽喉不適，常冒冷汗，無法運動，容易焦慮。傍晚到晚餐前常感覺最累。

診斷及治療：

1. 脈象：右關脈及左關脈皆過本位。
2. 大絡診斷：右手太陽大絡最痛，右手少陽大絡次之；左手少陽、陽明大絡、右手陽明大絡也痛。三陽合病。
3. 藥物治療：

右手太陽大絡～右手少陽大絡，晨醒，舒節湯 100cc。

左手陽明大絡～右手陽明大絡，午餐後，補腦湯 100cc。

左手少陽大絡～右手陽明大絡，晚餐後，解鬱湯 100cc。

右手太陽大絡～左手少陽大絡，晚餐前、睡前，腎水湯各 100cc。

回診治療：持續對證處方腎水湯、腎氣湯、解鬱湯，交互調整。

子、丑、寅、卯四時辰（11:00 pm～7:00 am）為膽、肝、肺、大腸經脈時辰，過勞內傷愈嚴重者，此「蓄臟」時間（冬病在陰），必然睡眠品質低落；因證針治與用藥。

患者最累的時段是申、酉時辰（3:00 pm～7:00 pm），膀胱、腎經脈時辰，當交感神經、副交感神經交接時辰，宜適度放鬆心情享受午茶，此刻腎氣湯（濟生腎氣丸）與腎水湯（真武湯）是緩解症狀妙方。其體力最透支的是戌、亥時辰（7:00 pm～11:00 pm），心包、三焦經脈時辰，理應完成晚餐、梳洗，儘早上床休息睡覺，以養護副交感神經與褪黑激素、生長激素之分泌與循環。養肝湯（加味補中益氣湯），是疏肝解鬱、袪除疲勞妙方。

小博士解說

「過勞」議題一直為社會各界關切之焦點。此名詞源自日本，因第一宗有紀錄的過勞死個案發生在日本。我國法律上稱作「職業引起急性循環系統疾病」，係指腦血管疾病或心臟疾病。

「過勞死」之案例近年來時有所聞，而且有的案例是發生在科技人、醫事人員、金融高管、司法人員……等社會金字塔菁英層身上。因各個產業工作型態都在改變，職場競爭激烈，不同職業領域的從事人員有長時間工作及高工作壓力之情況，以致遭遇異常事件、工作負荷過重而促發腦血管及心臟疾病，造成猝死之憾事。

「慢性疲勞症候群」自我檢測

項目	症狀
1	明顯疲勞：任何身體活動或精神活動都持續嚴重疲勞，並非因過度勞動所致
2	腦力弱化：健忘，注意力不集中，或記憶力缺損
3	強烈疲勞：睡眠仍無法改善疲勞，尤其勞動後，更是極度疲憊
4	睡眠障礙：慢性失眠或是其他睡眠障礙
5	肌肉症狀：肌肉痠痛
6	頭痛症狀：經常覺得頭痛，且與以往之型態不同或重度之頭痛
7	關節異樣：非發炎性之多發關節痛，身體關節都疼痛，但沒有紅腫發炎現象
8	喉嚨疼痛：重複發生莫名其妙的喉嚨疼痛
9	淋巴腫痛：出現頸部和腋下的淋巴結腫痛現象

說明：

1. 以上是根據「美國疾病管制與預防中心」（Centers for Disease Control and Prevention, CDC）之定義所診斷之項目。
2. 「慢性疲勞症候群」（chronic fatigue syndrome, CFS）又稱肌痛性腦脊髓炎，現合稱肌痛性腦脊髓炎 / 慢性疲勞症候群，為身體出現慢性的持續性疲勞症狀而無法恢復。
3. 確認此無法透過休息來恢復的疲勞感，必須持續或反覆出現六個月以上，而且至少包含前列症狀 2～4 項以上，並在有疲勞症狀的期間同時發生者。
4. 慢性疲勞症候群會出現循環現象，覺得很累、突然恢復，一段時間後更累、再度恢復，恢復期症狀幾乎全消失，但再復發時更不舒服。

✚ 知識補充站

脾胃氣虛證，宜補中益氣湯（養肝湯）。臨床特徵，大致可歸納出：

面部望診：兩眉與眉間枯白，鼻骨區微焦枯白，面色晃白。

大絡診斷：左手陽明大絡最痛、右手少陽大絡次之。陽明少陽合病。

舌診 / 脈診：舌質淡苔薄白。脈虛軟無力。（肝、肺虛勞）

病證表現：渴喜溫飲、少氣懶言、體倦肢軟、大便稀溏、氣虛脫肛、子宮下垂、久瀉、久痢、久瘧以及清陽下陷諸證。

脾腎虛弱證，其面部望診：兩唇與唇鼻間枯白，下巴區微焦枯白。

大絡診斷：右手太陽大絡最痛，左手少陽大絡次之。

適宜腎氣湯、腎水湯、甘薑苓朮湯、甘薑苓朮湯與苓桂朮甘湯……等，依症狀調整處方。

甘薑苓朮湯與苓桂朮甘湯，都治療胃腸非發炎性的功能失調，偏蠕動不良問題，改善胃與小腸的生理作業，促進腸嗜鉻細胞運作，調整血清素與自體免疫力。

4-16 過勞文明病

Z小姐

初診日期 / 年齡：2008年6月27日
37歲

病症：過勞

主訴：

1. 三年前子宮頸糜爛，切除約一公分，年輕時人工流產兩次。
2. 以前工作很拼命，整天打電腦；現在無精打采，睡眠品質不佳，黑眼圈嚴重，缺乏活力，死氣沉沉。

診斷及治療：

1. 脈象：右關脈過本位。
2. 大絡診斷：右手太陽大絡最痛、左手太陽大絡次痛。太陽病。
3. 藥物治療：

   晨醒，免疫湯100cc；午餐後，補腦湯100cc；晚餐後，解鬱湯100cc；晚餐前及睡前，腎水湯各100cc。

   大帖加減甘露飲：炙黃耆二兩、枇杷葉一兩、黨參五錢，石斛、澤瀉、麥冬、炙甘草各三錢，生地、熟地、天冬各二錢。一帖八碗水煮成三碗水，當茶，溫熱喝兩天。

回診治療：2008年7月1日、18日回診，症狀減輕。持續治療，診治策略大致相同，以腎水湯、腎氣湯、解鬱湯依證調整。

治療重點：

1. 此證是常見的肝腎陰虛之勞損，屬於「另類過勞」，多肇因於生活步調亂序，勞損於不知不覺。拼命工作，長時間打電腦，影響視力，容易疲勞，黑眼圈嚴重，睡眠品質不佳，依時辰調理經脈臟腑，極具防治重證效果，是以處方免疫湯、補腦湯、解鬱湯、腎水湯等。
2. 一週工作五天的壓力下，週末、週日如能充分休息，週一、週二，以補腦湯或解鬱湯調理肝經脈與胃經脈；其他三天，則以免疫湯或腎水湯調理腎經脈與肺經脈。
3. 原則上，醫生可以指導患者自我檢查大絡；如果無法自行檢測大絡，可維持晨醒免疫湯100cc，午餐後補腦湯100cc，晚餐後解鬱湯100cc，晚餐前、睡前腎水湯各100cc。

小博士解說

「文明病」為一群疾病的通稱，又稱都市病、富貴病。高度工業化、醫技日益發達、飲食習慣改變，人的平均年齡更長壽時，這些疾病罹患率就逐年上升，包括心血管疾病、中風、腫瘤癌症、慢性肝病、慢性腎病、慢性阻塞性肺病、肥胖症、阿茲海默症、第二型糖尿病及骨質疏鬆症等。普遍認為，高油脂高熱量高醣類的飲食內容、多元步調的生活型態，和高科技化產生的環境汙染源……等因素是影響文明疾病發生率的重大因子。再者，吸菸、酗酒、吸毒氾濫及缺乏運動，也大大增加了中高年齡後某些疾病的罹患風險。

現因工時長、壓力大之現象普遍，過勞也屬文明病之一，是猝死主因，不容輕忽！

三陽大絡診之實用代表藥方與主治輔治穴道之一

手三陽大絡診之配伍	代表藥方	主治及輔治穴道
右手太陽大絡＋左手少陽大絡	真武湯	補太溪穴、小海穴
右手少陽大絡＋左手陽明大絡	補中益氣湯	補太衝穴、內關穴
右手陽明大絡＋左手太陽大絡	人參敗毒散	瀉飛揚穴、支正穴
右手太陽大絡＋左手陽明大絡	五苓散	補太溪穴、通里穴
右手少陽大絡＋左手陽明大絡	柴胡桂枝湯	瀉光明穴、支溝穴
右手陽明大絡＋左手少陽大絡	加味逍遙散	瀉絕骨穴、外關穴
右手太陽大絡＋左手太陽大絡	人參敗毒散＋五苓散	補太溪穴、瀉飛揚穴
右手少陽大絡＋左手少陽大絡	小柴胡湯＋逍遙散	補太衝穴、瀉絕骨穴
右手陽明大絡＋左手陽明大絡	半夏瀉心湯或香沙六君子湯	補足三里穴、瀉合谷穴

說明：
1. 臨床上取診斷的大絡為主，手大絡若令患者卻步，可改取配合穴道，兩穴齊用最有療效，取一穴齊刺（三針）或揚刺（五針）效果很好。
2. 配合呼吸補瀉效果更彰顯；治療穴道以第一穴道為主治穴，第二穴道為輔治穴。

知識補充站

長時間勞損的人，大絡診斷一直以來如都出現「左手太陽大絡最痛、右手太陽大絡次痛」者，多伴見晨起胸悶與呼吸短促，宜晨醒即服用免疫湯，增強免疫力；睡前腎水湯，滋補腎元，中長程調理，調整腎上激素分泌趨正常化。

若出現「右手太陽大絡最痛、左手太陽大絡次痛」者，多見容易疲倦，傍晚時分更嚴重：晨醒服腎氣湯，改善腰腎功能，睡前服免疫湯，調理腸道蠕動功能。即使是亡羊補牢，效果還是勝過歸脾湯與益氣聰明湯。

腦脊髓液完全是在腦部和脊髓內部合成和循環，生產腦脊髓液的部位是脈絡叢。脈絡叢是由腦室室腔膜與軟腦膜合成的組織，脈絡叢穿過脈絡裂，沿著穹窿（腦弓）～海馬體的軌跡進入側腦室；歸脾湯與益氣聰明湯，是古方療治勞損傷損的「乳頭體」與「海馬體」。

4-17 焦慮易怒情緒失控

W 女士

初診日期／年齡：2013 年 11 月 12 日
50 歲

病症：焦慮易怒、情緒失控

主訴：

1. 夫妻從事國際事業，忙碌生活，兩年前子宮頸原位癌，手術成功。
2. 最近右乳頭有一顆腫塊。長期缺乏運動與生活情趣，嚴重自律神經失調，自體免疫力低下，深感缺乏自信心與鬥志，容易發脾氣。

診斷及治療：

1. 脈象：右寸脈及左寸脈皆過本位。
2. 大絡診斷：右手陽明大絡最痛，左手太陽大絡次痛，右手太陽大絡也痛。
3. 藥物治療：三餐後，補腦湯各 100cc；晚餐前、睡前，腎氣湯各 100cc。

回診治療：多次回診，症狀減輕。持續養護治療，其診治策略大致相同，依證以腎水湯、腎氣湯、解鬱湯交互調整。

診治重點：

1. 補腦湯是緩和焦慮易怒和情緒起伏大的要方，但，針對 W 女士經常情緒低落、慣性跳躍式思考的患者，則無法有長效，適宜搭配腎氣湯與腎水湯，進行中長程的療治。《內經．靈蘭秘典論》：「腎者，作強之官，伎巧出焉。」腎氣實質涵蓋了人體多項內分泌激素的機能，影響精氣神，牽制著生長與老化。腎氣湯能養護腎命門，充實腎氣。
2. 長期缺乏運動與生活情趣，加上經常焦慮易怒，處於壓抑狀態下的精神刺激，使腎上腺素分泌增加，腎氣湯能調整腎上腺髓質的分泌與循環，緩和壓抑狀態下的精神刺激。
3. 腎上腺皮質利用膽固醇合成皮質類固醇、腎上腺皮質。有外、中、內三層的皮質細胞各司其職，運作其相關生理功能。腎水湯有益於腎上腺皮質的正常運作。

小博士解說

焦慮，是人們生活上本能的情緒反應，輕度焦慮在某些情況下是有益的，是注意危險的警示，有助於我們避開危險。但是，面臨壓力時的情緒張力太強，持續時間太久，就有可能是罹患了心理健康疾病——焦慮症。此超出正常的壓力和緊張的情緒反應，可能深深影響個人生活步調、日常社交、工作執行力和學習成果。

焦慮症患者，套句日常生活常用語：「想太多了！」患者經常對周邊的事務有強烈、過度、持續的、超乎常態的擔憂與恐懼，例如經濟負擔、家庭變故、大考前、工作變動、換新環境、人際關係緊張，或面臨重大決策時，都可能出現焦慮現象，這些負能量的感受干擾其日常生活，且難以控制，其實患者所擔心的往往與實際的危險性相差甚遠。

長時間忍受焦慮，不僅使生活壓力難以承受，更影響精神情緒，弱化身體免疫力，還有增加併發其他症狀的機率。

引發焦慮症的可能原因

引發焦慮症原因	引發焦慮的原因往往是多方面的，因人而異，目前尚無法知道焦慮症的確切成因
生理因素	身體狀況、基因、疾病或藥物副作用等因素。如甲狀腺功能異常、低血糖、心臟疾病、性功能失調……等生理因素可能引發焦慮症
心理因素	心理因素，如負面情緒、自卑感、情緒壓抑……等，或心理不健康狀態，如憂鬱症、創傷後症候群，都可能增加焦慮感，進而引發焦慮症發作
性格特質	某些性格特質，例如完美主義者、自我要求高者、固執不易變通者，甚或個性好挑剔、喜鑽牛角尖者，長期積累的壓抑，也會促發焦慮發作
環境因素	生活壓力、工作壓力、人際關係、學習壓力……等環境因素也可能是促發焦慮症的重要因素，長期處於高壓力環境中可能更容易造成焦慮
遺傳	遺傳也被認為是焦慮症的重要因素之一。焦慮症在家族中有遺傳傾向，可能從父母基因繼承焦慮症的特質
藥物或物質濫用	某些藥物或物質的使用，如藥物或酒精的濫用或戒斷，可能會導致焦慮症狀加劇或發作
創傷經歷	遭遇過重大創傷或壓力事件，如事故、暴力事件、瀕臨過死亡、家庭重大變故、親人亡故……等等，都可能成為焦慮症的觸發因素

✚ 知識補充站

人體中，腎上腺位於腹腔，緊貼於腎臟上方。其位置在第十二節胸椎；第十二肋尖是膽經脈的京門穴，為腎經脈的募穴，左京門穴與腎上腺相關，右京門穴與腎臟功能相關，腎上腺髓質內的嗜鉻細胞是血液中腎上腺素和正腎上腺素的主要來源，是控制戰鬥或逃跑反應的重要荷爾蒙。腎上腺髓質細胞可視為特化的交感神經細胞，也是血液中多巴胺的主要來源之一。普遍認為多巴胺是可以產生愉悅的物質，增強鬥志與生命力。

「庭者首面」就是整個額頭的額肌與帽狀腱膜，是對決策甚為重要的邊緣系統，其中的前額葉皮質腦區底部，可觀察患者的生活軌跡：三叉神經的上神經孔與額際的髮際，是思考模式全紀錄；額骨與顳骨交接之際，胃經脈的下關穴與頭維穴區，是意識與智慧的表彰區；膽經脈的上關穴、瞳子髎穴和陽白穴區，是潛意識與易怒與否的顯現區；三焦經脈的耳門穴、禾髎穴和絲竹空穴區，是情慾與活力的表達區。望診這些穴區膚表的顏色、膚質、青筋浮絡……等等，都是臨床辨證的重要資訊。

4-18 偏頭痛

L 小姐

初診日期 / 年齡：1984 年 6 月 27 日
28 歲

病症：偏頭痛

主訴：

1. 偏頭痛，早上多頭前半部疼痛；下午多前額有微微痛，偶爾又是頭頂痛。
2. 兩耳耳鳴、聽力很差。白帶多。

診斷及治療：

1. 脈象：寸口脈、右關細小數。胃氣虛寒甚，而轉熱燥。
2. 大絡診斷：右足少陽大絡很痛，兩足太陽大絡都很瘘痳但不痛。
3. 針治：毫針右足少陽大絡五針，動氣針法補之。
4. 藥物治療：三餐前，柴胡加龍骨牡蠣湯（去鉛丹）各 100cc。睡前腎氣湯 100cc。

診治重點：

1. L 小姐的腦脊髓液循環有礙，問題出在間腦（第三腦室的腦脊髓液）與中腦（中腦導水管的腦脊髓液）互動不良。雌激素是間腦的下丘腦和垂體促黃體激素合作推出，通過正反饋和負反饋來調節促濾泡刺激素分泌的因子。在半衰期和黃體期，雌激素會降低黃體化激素和促濾泡刺激素的產生，並在排卵發生時，誘導下丘腦中的排卵和孕激素。早上頭前半部疼痛，耳鳴聽力差，白帶多等等，都是腦下垂體功能失調的關係，很大的因素還是與生活習慣，以及睡眠時間及品質有關。
2. 耳症，穴診一定要辨識、比診雙耳的耳門穴（屬手少陽經脈）、聽宮穴（屬手太陽經脈）、聽會穴（屬足少陽經脈）三穴之觸按痛感反應、膚質塌陷粗糙、膚色白枯或黯濁……等，正確揭示疾病的本質。此病例，以聽會感應最強，故處方以柴胡加龍骨牡蠣湯；同時，又有耳鳴，爲腎虛，另施以腎氣湯。

小博士解說

偏頭痛發作時可進行局部按摩，以通經活絡、疏通血脈，達止痛效果，眉尾絲竹空、眼尾瞳子髎穴、太陽穴、入髮際頭維穴，以及頭上五行穴，範圍可擴及兩眉頭攢竹、眉中魚腰、兩眉間闕中區，其上印堂穴，都可減輕症狀及不適。並避開吵雜環境；症狀輕者宜休息，勿過勞，劇烈者應臥床休息，暫停活動；房間要安靜、光線柔和、不宜過亮。

有習慣性頭痛，包括偏頭痛者，平日即應注重飲食營養，少食刺激性食物，避免過食油炸、高脂、高糖、重味及冰冷食物；對調味料過敏者，飲食宜清淡。

三陽大絡診之實用代表藥方與主治輔治穴道之二

手三陽大絡診之配伍	代表藥方	主治及輔治穴道
左手太陽大絡＋右手少陽大絡	柴胡加龍牡湯	瀉絶骨穴、補外關穴
左手少陽大絡＋右手陽明大絡	柴胡加芒硝湯	瀉太衝穴、補足三里穴
左手陽明大絡＋右手太陽大絡	腎氣湯	瀉飛揚穴、補築賓穴
左手太陽大絡＋右手陽明大絡	防風通聖散	瀉飛揚穴、補合谷穴
左手少陽大絡＋右手太陽大絡	參茸湯	瀉太衝穴、補復溜穴
左手陽明大絡＋右手少陽大絡	附子湯	補太衝穴、補復溜穴
左手太陽大絡＋右手太陽大絡	小青龍湯	瀉飛揚穴、補照海穴
左手少陽大絡＋右手少陽大絡	當歸芍藥散	瀉太衝穴、補光明穴
左手陽明大絡＋右手陽明大絡	三黃瀉心湯	瀉合谷穴、補足三里穴

說明：
1. 臨床上取診斷的大絡為主，手大絡若令患者卻步，可改取配合穴道，兩穴齊用最有療效，取一穴齊刺（三針）或揚刺（五針）效果很好。
2. 配合呼吸補瀉效果更彰顯；治療穴道以第一穴道為主治穴，第二穴道為輔治穴。

✚ 知識補充站

很多的頭痛症狀，常常由各項檢查中找不出明顯病因，但病人仍反覆感到頭痛；偶爾有些醫師會無心的告訴病人說：「你沒有病啊！」使患者更沮喪，更無所適從，只好不斷地重複各種檢查與治療，甚或尋求偏方，反失治病機先，致使症狀更嚴重。

頭痛成因多在神經生理機能、神經內分泌機能和神經免疫機能上。一個人承受太多的壓力之後，經由大腦的反應，而影響到全身的內分泌系統、自律神經系統，進而牽引到全身的內臟器官功能而引發頭痛。

「頭殼壞掉了」多見於「硬腦膜」外層，即是顱骨內面的「骨膜」出現問題。在「枕部」與「顳部」，即當頭髮覆蓋區域的頭皮，以膽經脈穴位最多，是診治與針刺頭痛症非常重要的部位。硬膜竇是由硬腦膜的「骨膜層」在特定部位互相分離而形成的腔隙，在腔隙內面襯有內皮細胞。硬膜竇中，充以靜脈血並於靜脈相續，稱之「靜脈竇」；因其壁厚不易塌陷，當損傷時則可能嚴重出血。

4-19 頭痛兼腹痛

M 小姐

初診日期 / 年齡：1984 年 10 月 9 日
21 歲

病症：濾過性病毒引起之頭痛

主訴：頭痛、小腹痛，西醫檢查認爲是濾過性病毒引發之病痛，近兩天來白帶很多。

診斷及治療：

1. 脈象：右尺脈，細小濇；左關脈，細緊濇。
2. 大絡診斷：左手少陽大絡最痛，右手太陽大絡次痛。屬少陽太陽合病。
3. 穴診：左、右日月穴都痛，左日月尤其痛；左卵巢區痛。
4. 舌診：舌尖粉紅，其後白濕、微黃。
5. 針治：左手少陽大絡毫針五針，進針後，小腹熱，卵巢區痛消，留針約一小時後起針。
6. 藥物治療：三餐前及睡前，茯苓四逆湯各 100cc。

診治重點：

1. 有的頭痛是因濾過性病毒所引發的；M 小姐之頭痛、腹痛，多因月經或懷孕所造成，所以用藥或扎針時，必須詳問生理期，詳細診脈，是否懷孕？必要時需驗尿測孕，以利治療。此病例爲足少陽膽經脈循環滯礙引起之症狀，針左手少陽大絡後，與服茯苓四逆湯，乃補其腎水；腎水足則涵木。依據《內經．厥病》：「厥頭痛，貞貞頭重而痛，瀉頭上五行，行五，先取手少陰，後取足少陰。」先取手少陰，取左手太陽大絡；後取足少陰，取右手太陽大絡。
2. 頭頂痛，督脈穴位、頭上五行穴，都是診治與針刺非常重要的部位，臨床上常搭配膀胱經脈及膽經脈穴位爲輔，是防治文明病、習慣病，甚至是重大疾病的要穴區，選取最痛的大絡，施以動氣針法，對改善腦部「硬腦膜」的血管循環系統，常有奇效。

小博士解說

如果頭痛症狀持久不癒，甚至日益加重，並出現口眼歪斜、瞳孔大小不一、視力變模糊或視野缺損、走路不穩向一側傾斜、血壓異常、肢體麻木或震顫或麻痺，或皮膚感覺異常等現象時，應及時作進一步檢查診斷，避免發生其他重大疾病。

腹痛症狀也是輕忽不得。輕微腹痛，多數情況下不會有太大問題。但，如果是急性闌尾炎（盲腸炎）、腹膜炎、胰臟炎等疾病所引發的腹痛，是無法自我緩解，需要立即就醫治療，有的須緊急施行腹部手術，否則將危害生命安全。

三陽大絡診之實用代表藥方與主治輔治穴道之三

手三陽大絡診之配伍	代表藥方	主治及輔治穴道
右手太陽大絡＋左手陽明大絡	真武湯、五苓散、腎氣丸或葛根湯	補太溪穴、瀉飛揚穴
右手少陽大絡＋左手陽明大絡	小柴胡湯、補中益氣湯、柴胡桂枝湯或逍遙散	補太衝穴、瀉絕骨穴
右手陽明大絡＋左手陽明大絡	半夏瀉心湯、葛根加半夏湯、小建中湯或香砂六君子湯	補足三里穴、瀉合谷穴
左手太陽大絡＋右手陽明大絡	防風通聖散、桃仁承氣湯、抵當湯或葛根黃芩黃連湯	瀉絕骨穴、補外關穴
左手少陽大絡＋右手陽明大絡	加味逍遙散、柴胡加芒硝湯、柴胡加龍牡湯或柴胡桂枝乾薑湯	瀉太衝穴、補足三里穴
左手陽明大絡＋右手陽明大絡	三黃瀉心湯、甘草瀉心湯、半夏瀉心湯或附子瀉心湯	瀉飛揚穴、補築賓穴

說明：
1. 臨床上取診斷的大絡為主，手大絡若令患者卻步，可改取配合穴道，兩穴齊用最有療效，取一穴齊刺（三針）或揚刺（五針）效果很好。
2. 配合呼吸補瀉效果更彰顯；治療穴道以第一穴道為主治穴，第二穴道為輔治穴。

✚ 知識補充站

督脈貫注於腦，人以脊椎骨與腦脊髓液來維生，活生生與衰老和疾病，因應老化與病化的對策很複雜。

《內經．水熱穴論》之二十五穴與周圍神經系統環環相扣。上星、顖會、前頂、百會、後頂各一穴，五處、承光、通天、絡卻、玉枕、臨泣、目窗、正營、承靈、腦空各二穴，共二十五穴。

《內經．熱病論》之二十五穴與中樞神經系統密切相關。廉泉、神庭、顖會、百會、風府各一穴，風池、天柱各二穴，上星旁開零點三寸各三穴，前頂後半寸，再旁開零點三寸各五穴，共二十五穴。

肝經脈與督脈會於巔頂，牽繫著大腦皮質、胼胝體、透明中膈與穹窿等組織。膀胱經脈上額交巔，其支者，從巔至額上角，牽繫著大腦皮質、腦幹和神經系統。胃經脈至額顱，牽繫著大腦皮質、腦下垂體與下視丘。〈水熱穴論〉之二十五穴牽繫著大腦皮質感覺野與神經系統，以及肢體的運作。〈熱病論〉之二十五穴繫著大腦皮質運動野與內分泌系統。

4-20 腰痛與失眠

Z 小姐

初診日期 / 年齡：1984 年 8 月 4 日
38 歲

病症：腰痛、失眠

主訴：

1. 腰痛多年。
2. 夜裡睡覺須起床小便三、四次，睡不安寧，睡眠品質很差。

診斷及治療：

1. 脈象：左關脈微過本位，左尺脈微弱。
2. 大絡診斷：左足太陽大絡最痛，右足少陽大絡次之。屬太陽少陽合病，以太陽證爲主證。
3. 背俞診斷：脊椎十四至十九椎腰痛。
3. 針治：右手太陽大絡毫針一針。
4. 藥物治療：睡前，腎氣丸五克。

複診

診治重點：

1. 針右手太陽大絡，取其手代足治療，以動氣針法調理其太陽之氣。
2. 依背俞診斷及大絡診斷，此病例屬太陽證。針其太陽大絡之後，續以腎氣丸補其少陰。
3. 8 月 21 日複診，患者主訴：腰痛減輕很多。睡眠狀況改善，較爲安寧，半夜無須起床小便。
4. 長期失眠者，多偏太陽少陰證，多須補腎養胃，本病例患者因工作關係，以服藥丸較爲方便。可以腎氣湯代之，每晚睡前服 100cc。

一般依據「腰痛、腰痠」之部位，各有其治療之臟腑及代表方：

1. 脊十四至十九椎間的腰痛、腰痠，屬腎，代表藥方爲腎氣丸。
2. 脊九至十三椎間的腰痛、腰痠，屬肝，代表藥方爲左金丸（常併見脾、胃證）；六味地黃丸（常併見腎、膀胱證）。
3. 脊十一至十六椎的腰痛、腰痠，屬脾，代表藥方爲補中益氣湯。

一般「失眠」依證，大致可分爲三類用藥：

1. 太陽少陰證：六味地黃丸、生血補髓丸等。
2. 少陽厥陰證：三棗仁湯、逍遙散等。
3. 陽明太陰證：梔子金花丸、承氣湯類。

小博士解說

臨床上，不論是胸悶腰痛或胸痛呼吸困難，表面上是呼吸系統的問題，但是，很多時候是其他臟器問題的反射，五臟六腑皆能令人咳，五臟六腑都可能造成咳嗽，不一定是肺部出問題才致咳嗽。

臨床上要特別注意的是輕度咳嗽、打嗝、或嘆氣，多與會厭軟骨的控制功能緊密相關。嘔吐跟舌咽神經相關，咳嗽跟迷走神經關係密切。舌咽神經與迷走神經都在腦幹的延腦，牽繫著膀胱經脈、肝經脈與督脈，或牽繫著胃經脈、腎經脈與任脈。

失眠原因、型態與病程

失眠原因	失眠型態與病程
心理障礙： 緊張、焦慮、抑鬱、亢奮、躁鬱、壓力、精神疾病……	入睡困難型： 輾轉難眠，上床一、兩個小時，甚至更久，還無法入睡，常與心理因素或身體不適相關
生理病痛： 疼痛症、呼吸道疾病、藥物的副作用，某些疾病如帕金森症、睡眠呼吸障礙、甲狀腺功能異常、褪黑激素分泌異常	維持困難型： 無法一覺到天亮，睡不安穩，醒來即無法再入睡，如半夜起來上廁所再也睡不著，常與疾病或憂鬱、過慮相關
生活模式： 生活步調紊亂不規律，沉迷於 3C 遊戲或追劇超過正常入睡時間，且其螢幕藍光抑制與延後褪黑激素分泌以致降低睡意，過量或睡前飲用含咖啡因、酒精或刺激性飲品、時差、吸菸	短期失眠： 因一時的生活方式改變、突發事件、遭遇變故，或突來的壓力……引起失眠，當這些不利因素消失，多數可恢復正常睡眠
環境干擾： 聲音、燈光、溫度、光線、寢具、氣味、衛生條件……	慢性失眠： 失眠的肇因一直未見改善，或是睡眠障礙未獲適當醫療，以致惡性循環成慢性失眠
不明因素：找不出原因，可歸類為原發性失眠	

✚ 知識補充站

腰痛是十分常見的文明病，有很大比例更是經常性腰痛。一般腰痛有：結構性、發炎性、臟器性腰痛。最常見的是結構性疼痛，其特徵是在一個姿勢或動作後開始痛，與身體結構有關，如骨骼、肌肉、神經異常……等；此類型占腰痛比例的七成以上，例如搬運重物肌肉拉傷閃到腰，或是椎間盤突出壓迫到神經……等等。

大部分的腰痛都會在一個月左右自動好轉；然而，如果反覆發生，就可能演變成習慣性腰痛。經常患腰痛的人，建議工作或運動時穿戴護腰；同時，隨時留意站姿、坐姿，避免「半躺臥」在床或「捲窩縮」在沙發滑手機，不但容易引發腰痠背痛、肩頸痠麻，日久也會造成脊椎損傷。

再者，還常見習慣性腰扭傷者，患者本身的感覺是若有若無，也不確定是何時扭到，但總覺得腰背卡卡的有痛感。此類症狀多因勞累、體虛引起，當以藥物補養，並適度調整生活起居，也當安排度假調劑身心。

國家圖書館出版品預行編目(CIP)資料

圖解大絡診治／李家雄著. -- 初版. -- 臺北市：五南圖書出版股份有限公司, 2024.08
面； 公分
ISBN 978-626-393-471-9(平裝)

1.CST: 脈診 2.CST: 中西醫整合

413.2　　113008784

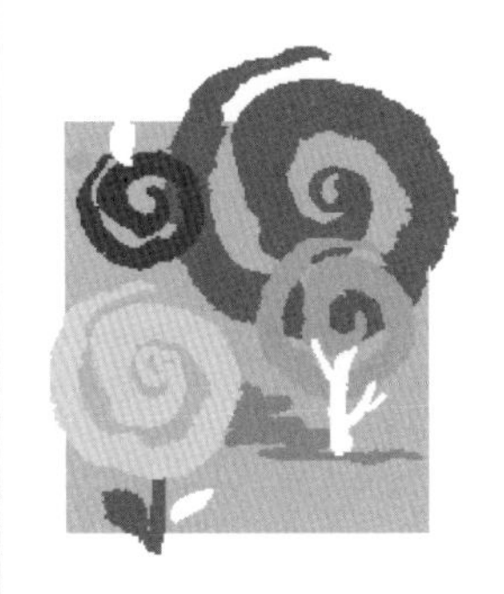

5LOH

圖解大絡診治

作　　者— 李家雄（92.1）
企劃主編— 王俐文
責任編輯— 金明芬
封面設計— 姚孝慈
內文插圖— 鄭羽凡
出 版 者— 五南圖書出版股份有限公司
發 行 人— 楊榮川
總 經 理— 楊士清
總 編 輯— 楊秀麗
地　　址：106臺北市大安區和平東路二段339號4樓
電　　話：(02)2705-5066　　傳　　真：(02)2706-6100
網　　址：https://www.wunan.com.tw
電子郵件：wunan@wunan.com.tw
劃撥帳號：01068953
戶　　名：五南圖書出版股份有限公司
法律顧問　林勝安律師
出版日期　2024年8月初版一刷
定　　價　新臺幣400元